増補改訂版

ロックフェラーに学ぶ悪の不老長寿

船瀬俊介

ビジネス社

プロローグ

「医療の九割が消えれば、人類は健康になれる」
――現代医学の神は〝死に神〟である

医学は〝殺す〟ためにある

「……現代医療の九割が地上から消えれば、人類は、まちがいなく健康になれる」

あなたは、耳をうたがうでしょう。発言の主は、故ロバート・メンデルソン博士（小児科医）。

彼は、アメリカでもっとも良心的な医師として、今も、ひとびとの尊敬を集めています。

博士は、「現代医療の九割は不要どころか有害である」と、断罪します。

「現代医療で評価できるのは一割の緊急医療のみ。残りの九割は慢性病には無力だ。治せず、悪化させ、死なせている」

だから、これら有害無益な九割の医療が、地球上から消え失せれば「人類は健康で、幸福で、長寿の人生を送れる」。博士は断言する。
「……それは、わたしの確信である」（『医者が患者をだますとき』草思社）
さらに、博士の次の指摘に、あなたは言葉を失うはずです。
「……現代医学の神は〝死に神〟であり、病院は〝死の教会〟である」

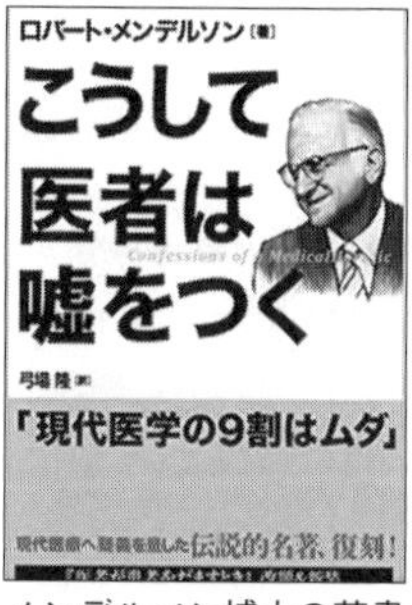

メンデルソン博士の著書

つまり、医学の目的は、〝生かす〟ことではなく〝殺す〟ことである。

病院の正体は、その〝殺戮《さつりく》の場所〟である――。

あなたは、血の気を失うかもしれません。めまいで倒れそうになるでしょう。

しかし、これが医学の真実の姿なのです。

なるほど、お医者様や看護師さんたちは、だれひとり、患者を〝殺そう〟と思って日夜、働いているのではありません。

なのに、どうして病院は〝死の教会〟なのでしょう。医者や看護師が、患者を救おうとして、日夜、努力するほど、患者を〝死なせて〟しまうのです。

こうして、病院は、悲しみに包まれた〝死の教会〟と化しています。

博士は、具体的な証拠もあげる。

イスラエル全土で病院がストをしたら、同国の死亡率は半減した。

そして、ストが解除されたら、死亡率はもとにもどった。つまり、同国では二人に一人は病院で〝殺されて〟いた。博士は明言する。

「……病院はストを続けるべきだ。永遠に……」

ロックフェラー一〇一才の長寿

残された遺族は嘆き悲しみ、医者も看護師も、唇をかんでうつむくのみです。

なぜ、こんな悲劇が毎日、世界中でくりかえされているのでしょう?

それは、現代医学が〝死に神〟にのっとられているからです。

その〝死に神〟の正体こそが、本書で明かすロックフェラー財閥なのです。

その総帥がデーヴィッド・ロックフェラーです。

二〇一七年三月二〇日、逝去。なんと一〇一才の長寿をまっとうしています。

石油王として有名なロックフェラーは、別名、医療王でもありました。

一〇〇万トン単位で採掘した石油を、ミリグラム単位の医薬に化けさせ、莫大な富を手にしてきたのです。まさに、現代の目の眩《くら》む錬金術です。

医療は膨大な利益を生み出す打ち出の小槌である！

ロックフェラー一族は、だれよりも先に、その事実に気づいていました。

そして――、同財閥は、近代から現代にかけて、地球上の医療利権をほぼ完全に手中に収めてきたのです。

医学部教育、医療行政、製薬業界……さらには、メディアによる大衆〝洗脳〟……その支配は完璧でした。

まさに、ロックフェラー財閥は、近代から現代にかけて、地球上の医療を「完全支配」してきたのです。

二〇世紀〝地球皇帝〟の人口削減

さらに、デーヴィッド・ロックフェラーは、戦争、兵器、金融、外交、資源、農業さらに、エネルギーも「完全支配」してきました。

だからこそ、彼の別称は――二〇世紀の〝地球皇帝〟――なのです。

医療も、〝皇帝〟の強大な支配力から見れば、一つの独占分野にすぎません。

……表に出てこないもうひとつの闇一族が存在します。それが、ロスチャイルド財閥です。〝かれら〟はイルミナティという極秘結社により、地球を裏から支配してきたのです。この二大勢力こそ地球を乗っ取った〝双頭の悪魔〟です。

この悪魔たちの願望は、地球全体を〝人間牧場〟にして支配することです。

〝かれら〟は、自分たち以外の人類をゴイム（獣）と呼んでいます。

つまり、人間ではない。動物と同じ家畜です。だから、増え過ぎたら〝間引き〟する。

〝かれら〟は、二一世紀、地球の理想的な人口は五億人……と、宣言しています。（ジョージア・ガイドストーン）

しかし、すでに地球上には約八〇億人の人類が生きています。

〝理想〟の人口より一六倍も多すぎる……!?

そこで、〝かれら〟は人口削減を目標として、はっきり掲げ、実行しています。

「戦争」「医療」――人殺しで金儲け

人口を減らす方法は、二つあります。

「戦争」と「医療」です。

「戦争」による人口削減は、ゴイム（獣）たちを〝殺し合い〟させることで達成できます。だから、〝イルミナティ〟は第一次、二次世界大戦まで、計画し、実行してきたのです。フランス革命、ロシア革命やアヘン戦争、南北戦争……から朝鮮、ベトナム戦争、さらに中東戦争まで、すべて、〝かれら〟が巧妙に計画し、仕掛けてきたものです。

「戦争」は人口削減の他、金融・兵器の二大ビジネスで莫大な利益を手にすることができます。まさに、一石三鳥です。

「医療」も大幅な人減らしに役立ちます。さらに、医薬と医術で莫大な利益が上がります。

全世界の医療費は、約一〇〇〇兆円と推計されます。気の遠くなる利益です。

これにも仕掛けがあります。まず第一段階で、人類をさまざまな病気にします。第二に「病気を治す」と騙して、患者を検査漬け、クスリ漬けで悪化させ、手術ざんまい、放射線あてまくり、とやりたい放題で、稼ぎまくり、最後はカンオケに納めて送り返す。

戦場で撃ち殺された兵士をカンオケで遺族に届けるのと、なんら変わりはない。

つまりは、「戦争」も「医療」も〝人殺し〟と〝金儲け〟の「手段」にすぎない。

ここまで読んで、あなたはただ、あぜんでしょう。

正直者はすばらしい。しかし、馬鹿正直は、どこまでいっても、ただのバカなのです。

コロナ、5G、米大統領選挙……

ロックフェラーやロスチャイルド一族は、国際秘密結社フリーメイソンの中枢組織イルミナティを、ほぼ完全支配しています。

〝かれら〟が、密かに進めてきたのが地球支配の陰謀です。それが、NWO(ニュー・ワールド・オーダー)新世界秩序の確立です。

コロナも、5Gも、ワクチンも、さらにアメリカ大統領選の不正も……すべて、〝かれら〟の宿願である人類家畜化計画に向けたものです。

〝かれら〟の正体は、いまやディープステート(DS)として、あらわになっています。トランプ大統領(当時)は「ワシントンDCの沼の水を抜け!」と訴えました。

その沼底には、ワニたちがうごめいていました。

イルミナティに飼われた狡猾で凶暴なワニたちです。

かれらワニたちにとっては、正義も公正もへったくれも、ありません。

気の遠くなる不正選挙で、トランプから膨大な票を盗み、バイデン〝大統領〟をでっちあげた。

「票が盗まれなければ、トランプは五〇州のうち四九州で勝利していた」

米政府の公式報告（ナバロ報告書）は、結論づけています。

さらに、コロナ偽パンデミックも、5G強行も、すべて、〝やつら〟のNWO、新世界秩序の建設に向けた陰謀であることを、忘れてはいけません。

人類家畜化！〝アジェンダ21〟

〝やつら〟がめざすNWO、新世界秩序とは、いったいどんな未来社会なのでしょう？　一九九二年、ブラジル・リオで開催された国連地球サミットで、採択された行動計画に、〝アジェンダ21〟として、具体的な未来像が描かれています。

(1) 国家廃絶：世界統一政府を、樹立。
(2) 人口削減：大幅に〝間引き〟する。
(3) 財産没収：私有財産は禁止にする。
(4) 宗教禁止：あらゆる宗教全面禁止。
(5) 職業強制：選択の自由は認めない。
(6) 強制移住：居住の自由は否定する。

（7）子供没収：家庭破壊、国家に服従。
（8）最低教育：教育等は最低限とする。
（9）反対弾圧：反抗は一切認めず厳罰。
（10）国家管理：企業・資源は国家運営。

——これが、〝かれら〟のめざす未来社会です。なんと〝すばらしい〟（!?）社会でしょう。


あなたは、声を失い、背筋が凍ったはずです。

あなたは、こんな社会に住みたいと思いますか？

子どもや孫たちに、暮らさせたいと思いますか？

しかし、これこそが〝闇の支配者〟たちが、思い描く地球の未来図なのです。

これは、もはや〝奴隷〟国家ではありません。〝家畜〟国家そのものなのです。

つまり、今も闇から地球を支配している〝かれら〟は、人間を家畜（獣）としてしか見ていない。しょせんは餌づけし、飼いならす、金儲けの道具なのです。

だから、いくら殺しても、心はいっさい痛まない。

クスリも飲まず、ワクチンも打たず、医者にもかからず

〝かれら〟は各国政府もメディアも、とっくの昔に支配しています。

だから、ゴイム（獣）を互いに憎しみ合わせ、戦場で殺し合いをさせることなど、かんたんです。あとは、獣同士が勝手に殺し合いをして、人口を減らしてくれる。

医療も同じ。ワクチンが感染症を防ぐ、抗ガン剤がガンを治す、クスリが病気を治す……巧みな嘘で〝洗脳〟されたゴイム（獣）たちは、争ってワクチンに殺到し、抗ガン剤を懇願する。浴びるようにクスリを飲む。まさに、チョロイものです。

たとえば、日本では毎年、抗ガン剤などでガン患者約三〇万人が毒殺（虐殺）されている。二〇二〇年一二月末、ノルウェーで、高齢者施設でコロナ・ワクチンにより三三人が急死。殺すためのクスリだから、死ぬのはあたりまえ……。

戦場は、剣闘士たちが血を流し、殺し合う円形闘技場である。

病院は、無知なる人々が殺到する有料〝人間屠殺場〟である。

――そして、この「戦争」と「医療」という二大マーケットから、目の眩む莫大な利益が〝や

つら〟の懐に転がり込む。まさに、悪魔たちは、笑いが止まらない。

そして、ロックフェラー、医療王一族たちは、クスリも飲まない。医者にもかからない。

あなたは、またもや耳をうたがうだろう。

〝やつら〟は、肩をすくめて笑うだろう。

「……クスリも、医者も、ゴイム（獣）の屠殺用だよ。こんな〝猛毒〟を飲むヤツはいない。こんな危ない医者を近付けるバカはいないよ（笑）」

――医学の神は〝死に神〟、病院は〝死の教会〟――

つまりは、そういうことだったのです。

セレブは、みんなホメオパシー

では、ロックフェラー一族は、どんな医療を受けているのでしょう？

彼ら自身が、これまで〝非科学的〟と断罪し、圧殺、追放してきた自然療法ホメオパシー（同種療法）を、密かに受けているのです。

このホメオパシーは、自然治癒力を高めて病気を治します。もちいるのは、動植鉱物から採取した天然剤（レメディ）のみ。原理は東洋漢方に非常によく似ています。むろん、副作用もゼロ。それでいて薬物療法の西洋医療の数十倍もの効能が証明されています。

ロックフェラー一族だけでない。世界のセレブたちは、のきなみ西洋医療ばなれしてます。

そして、ホメオパシーに、あたりまえのように受け入れています。

まさに、〝毒〟のクスリをありがたがって飲み、〝屠殺場〟職員と化した医者の命令にしたがって、次々に殺されていくゴイム（獣）たちとは、だんちがいです。

英国王室も同じ。一七三七年からフリーメイソン入会が恒例化しており、やはり、かかる医療はホメオパシーのみ。

〝かれら〟は水道水も飲まない。人類という〝家畜〟用にフッ素〝毒〟を添加しているからです。食べる食品は、とうぜん専用農場でつくられたオーガニック（有機栽培）。だから、エリザベス女王も九〇才を超えても驚くほど若い。同じように、たとえばハリウッド・セレブたちも、とっくに現代医学の危険性に気づき、見切りを付けています。

セレブたちはホメオパシー、アーユルベーダ、ファスティング（少食・断食）、ヨガ、瞑想……など自然療法にシフトしています。

こうして世界のセレブたちは、驚くほど、若く、美しく、聡明で、元気なのです。

〝餌付け〟人類はカネと命を奪われる

他方で、人類は、テレビCMなどで〝洗脳〟〝餌付け〟され、添加物だらけの肉や、加工食品、ジャンクフードでブクブク太って、糖尿病、心臓病、高血圧、ガンなど生活習慣病だらけ。これを、病院・製薬会社などが待ち構えている。医療利権は、日本だけで約五〇兆円。世界で推計一〇〇〇兆円……その利権を掌握しているのも、国際医療マフィアのロックフェラー財閥など。まさに、目のくらむマッチポンプです。

そうして、一%にハイジャックされた九九%は、〝餌付け〟〝クスリ漬け〟〝医療漬け〟……で、カネも、命も、まきあげられて死んでいく——。

その姿は、まさに、飼い慣らされた牛・ブタなどとなんら変わりません。

〝闇の支配者〟は、あなたたちを、心底ただの〝家畜〟だとしか思っていません。

悔しくないですか？

……だから、本書は呼びかけます。これは、皮肉ではなく本心からです。

「クスリも飲まない」「医者にもかからない」

——ロックフェラーの健康法に学びましょう！

第2章　近代栄養学はペテンであり、医学はサギである

――〝栄養学の父〟、〝医学の父〟を断罪する

第3章　医学を完全支配！　悪魔のロックフェラー

――伝統医学を弾圧し、現代医学を殺人装置とした

第4章 伝統医療はブッ潰せ！ 治すヤツは皆殺しだ！
――医療の神は〝死神〟で、病院は〝死の教会〟である

第5章　ロックフェラーはクスリを飲まない、医者にかからない

——英国王室など、超セレブは自然療法、菜食があたりまえ

本書は二〇一七年一月に小社から刊行された
同名書籍に大幅な加筆をした増補改訂版です。

——本書を安保徹先生に捧げます——

第1章

世界を支配してきた〝闇の勢力〟たち

――国際秘密結社が、歴史を裏から操《あやつ》っていた

〝かれら〟の名は口にするな

政治、経済、学問、メディア、全て支配

世界の歴史は、〝闇の支配者〟によって、操られてきた。

こういうと、違和感を覚えるひとが、ほとんどでしょう。

なぜなら、そんなことは日々の新聞には一字も載っていないし、テレビは一言も言っていないからです。日本人の最大情報源はテレビ（九四％）だそうです。つまり、九割以上のひとは、テレビが真実を流している……と信じきっているのです。そんなひとたちに「テレビは本当の事を流さない」といっても怪訝《けげん》な顔をするだけです。それどころか「いい加減な事を言うな！」と反発されるでしょう。

しかし、すでにのべたように地球のわずか一％が、残り九九％を合計した以上の富を独占しています。富を独占した連中は、それだけで満足しません。とうぜん、他の利権も独占しようとします。政治、経済、学問、メディア……あらゆる権利を独占支配していきます。

それが、世界権力（グローバル・パワー）の真の姿です。

そうして、〝かれら〟は自らの存在を、できるだけ地球大衆に気づかれないよう、悟られないようにしています。九九％の人類がわずか一％に支配され、ハイジャックされていることに気づけば、いろいろ支障がでます。闇からの支配がスムーズにいかない。

だから、メディアを完全支配する〝かれら〟は、自らの存在に関する情報をいっさい流さない。政治も完全掌握しているので、行政などが自らの存在に触れることを絶対許さない。

学界も支配下にあるため、〝かれら〟の存在を〝研究〟することはタブーです。

その存在に触れたり、発言したりする研究者、批評家、著述家などは、例外なく〝異端〟のレッテルを張られ、社会の表舞台から追放されます。

わたしなど、その典型かもしれませんね。

なにしろ、かつてネット上で、トンデモ評論家大賞に二年連続〝輝いた〟らしい。

なぜ、「らしい」というかといえば、わたしは、それまでパソコンが苦手だったので、ネット社会の状況にまったくうとかった。だから、そんな〝栄えある〟賞を受賞したことすら、まったく知らなかった……という次第（苦笑）。

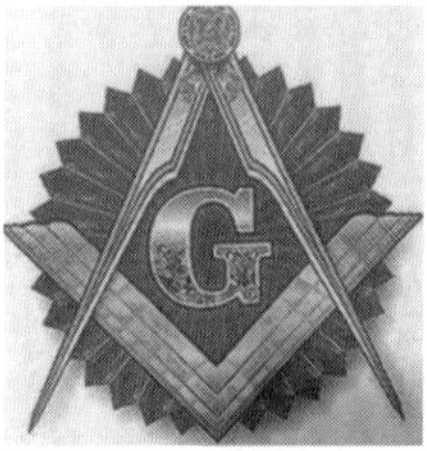
フリーメイソンの紋章

〝自由な石工〟組合誕生のいきさつ

その国際秘密結社の名をあっさりあげればフリーメイソンです。翻訳すると〝自由な石工〟という意味です。そのマークには、コンパスと定規、さらに神（GOD）と幾何学（ジオメトリー）を表す「G」の文字が刻まれています。

まさに、この組織が石工組合であったことは、一目瞭然です。

石工の職能組合が、秘密結社に変貌した理由は、二つ考えられます。

中世の西欧社会では地上の権利は王侯貴族が支配し、天上の権利はキリスト教会が支配していました。つまり、前者は財物を支配し、後者は精神を支配したのです。

両者は贅《ぜい》を競った城郭や教会の建造物で、その権威を誇示しました。

とりわけ王族諸侯の宮殿、城塞などは、宝物隠し部屋、秘密の通路、仕掛け罠など、〝秘密の宝庫〟でした。それを依頼を受けて設計・建造したのが石工たちです。王族にしたら、隠し部屋などの秘密を知る石工たちは、すべて口封じで殺してしまいたい。しかし、石工職人にすれば苦労して城を完成させて、その〝褒美〟に謀殺されてはかなわない……。

闇の勢力に乗っ取られた組合

安全保障と技術情報で秘密結社化

そこで、石工たちは、一工夫して、城郭設計図の写しを密かに作っておき、それを命の安全保障の担保として石工組合に託したのです。

「俺たちの命を奪ったら、組合が敵の王国に設計図をばらすゾ！」

暗黙の脅しです。これでは、王族、貴族も、口封じはできず、代金を払うしかない。

もうひとつ。それは、特殊技術ノウハウの秘匿です。現代のように特許制度などない当時は、まさに、技術情報は門外不出。これらの情報は、まさに建築エンジニアである石工たちにとって、生命線です。こうして、石工組合は生き延び、さらに技術情報を守るという二つの目的のため秘密結社化していったのです。

最初の石工組合は、まさにギルド（職能組合）そのものでした。

彼等が集会所（ロッジ）としたのは、居酒屋でした。そこで、情報交換し、さらに杯を酌み交わした。まさに、現代でいえば商工会議所みたいなものだった。

しかし……、そのネットワークは、次第に拡大し、欧州全域におよび、秘密結社として隠然たる力を持つようになっていきました。そこに、目を付けたのがロスチャイルドやロックフェラーなど新興財閥、国家権力、教会権力……などです。

その節目となるのが一七一七年、英国首都ロンドンに建設されたグランド・ロッジと、一七二三年、制定されたフリーメイソン憲章です。これは、フリーメイソンとは「自由」「平等」「博愛」精神を礎に世界統一（征服）する……と、はっきりうたっています。

ここにいたっては、地道な職人である石工は、姿も形も見えません。

つまり、職能組合（ギルド）は、欧州の新興勢力に完全に簒奪《さんだつ》された……つまり、乗っ取られたのです。だから、一七二三年以前のフリーメイソンは前期（古代）フリーメイソン。それ以降は後期（近代）フリーメイソンと分けて考えるべきです。

世界の衝撃事件の裏に潜む

「フリーメイソンは世界中に広まって『巨大団体＝秘密結社』に成長し、同じく謎めいた秘密結社である『イルミナティ』とも深いところでつながっている。漏れ伝わる情報では、このイルミナティが核となって、世界中に暗躍する秘密結社との強固なネットワークをつくり、さま

ざまな陰謀を企てているという」（並木伸一郎著『眠れないほど面白い「秘密結社」の謎』三笠書房）

富を独占するものは、他の権力の独占を企てるのも当然です。

それは秘密裏に、水面下で、行われるものであり、その手段として国際秘密結社が暗躍するのも理の当然です。

「また、〝かれら〟は、世界の二大財閥、ロックフェラーとロスチャイルドとも手を組み、世界を裏から、そして陰から、さらには宇宙開発までも意のままに操っているという……」

それはかりではない。

「フランス革命、アメリカ独立戦争、二つの世界大戦、9・11同時多発テロ……世界に衝撃が走った事件や戦争の陰には、必ず彼らの思惑がうごめいている、とまことしやかにささやかれている」（同）

英国王室はメイソン中枢掌握

こうして、フリーメイソンは次第に隠然たる力を秘めた秘密結社に成長していきます。

そこには、貴族や王族などもこぞって会員として参加するようになっていきます。

「……転機は、一七三七年、イギリス王太子のフレデリック・ルイスの加入だった。ロンドンのキュー宮殿に設置された臨時ロッジでメンバーの一員となったフレデリック・ルイスは、彼の三人息子たちも相次いでメイソン・メンバーにしている。以後、代々イギリス王室では、フリーメイソンに加入することが慣例になった」

「一八三〇年に王位についたウイリアム四世は、大ロッジの保護者として君臨し、さらに一九〇一年に即位したエドワード七世は、イギリス連合グランド・ロッジの（最高位）グランド・マスターの座についた」（同）

米独立宣言署名五六人中五三人が会員

アメリカはフリーメイソンが創った実験国家である。

こういったら、目をむき、耳を疑うひとがほとんどでしょう。

ところが、一七七六年、アメリカ独立宣言にある「自由」「平等」「博愛」は、まさにフリーメイソン大憲章の宣言と瓜二つ。その独立宣言起草委員の一人で、アメリカ建国の父と称えられるベンジャミン・フランクリンは印刷業で財をなしていたが、れっきとしたメイソン会員だった。彼は、自らが発行する新聞『ペンシルベニア・ガゼット』紙上で「自分が、（最高位の）

グランド・マスターに選ばれた」と明記しているのです。

米国は、フリーメイソンという秘密結社が創った。その証拠に、独立宣言に署名した起草委員の五六名中五三名が会員（メイソンリー）だった、という。

当然、初代、大統領ジョージ・ワシントンもメイソン幹部。彼が国務長官に指名したトマス・ジェファーソンも会員。さらに財務長官、陸軍長官、司法長官、副大統領、はては最高裁判所長官なども、全員メイソン会員というから驚く。

そのうえ一九四〇年代の調査で、アメリカの四八州知事のうち三四人（七一％）がメイソン会員だった。さらに上院議員九六人中五五人（五七％）が会員。「ある州では、議員の七〇％が会員だった、ともいわれている」（並木伸一郎氏）

つまり、リンカーンの有名な故事にならえば、アメリカとは、「メイソンの」「メイソンによる」「メイソンのための」国家であった……。

ナポレオンも間違いなくメイソン

フランス簒奪《さんだつ》、反対派をギロチン

イギリスに続いて、新興国アメリカを手に入れたメイソンが、次に狙ったのがフランス。〝かれら〟は、ブルボン王朝腐敗に対する民衆の不満を焚き付け、フランス革命を企てます。

これは、世界史の授業では市民革命と習いますが、正体はまぎれもなくメイソン革命。そこでルイ一六世と、その后《きさき》マリー・アントワネットをことさら、民衆の敵意の対象に仕立て上げました。メイソン会員は、バスチーユ牢獄を密かに解放するなど、革命騒乱に火を付け、ついにフランス王政を打倒するのです。

じつは、革命直後の一七九〇年、アントワネットは兄の神聖ローマ帝国皇帝レオポルト二世に次のような書簡を送っています。

「あなたもフリーメイソンに注意してください。こちらでは、今、民衆が恐ろしい陰謀に加担させられています。とても恐ろしいできごとが起ころうとしています」

彼女の恐怖は、実際にその身に振りかかり、夫のルイ一六世とともに断頭台の露と消えるのです。秘密結社メイソンの関与を証明するのが、革命の大義をうたった「人権宣言」です。

そこにも、やはり「自由」「平等」「博愛」がうたわれ、それはまさにメイソン大憲章。米国独立宣言と、見事に重なるのです。

悲劇は、この革命を市民革命と信じた市民、学生、労働者たちにも及びます。

フリーメイソンの関与など、まったく知らない彼らは、当然、革命政権への参加を求めます。しかし、革命を主導したジャコバン党は、まぎれもなくフリーメイソンが潜《ひそ》み、偽装したものでしょう。彼らは、反対する市民、学生、労働者、政治家たちを手当たり次第に逮捕し、ギロチン台に送り、戦慄の大量殺戮と恐怖政治を繰り返したのです。

断頭台送りになった犠牲者は、女、子どもを含めて一万人近くにたっするという。

首尾よくフランス国家を奪取した彼らは、アメリカ同志メイソンに、友好の証《あかし》として送ったのが自由の女神像です。その台座には、愛に満ちた友好メッセージが刻まれています。その後、一八〇四年、一兵士にすぎなかったナポレオンが皇帝となり、フランスを独裁支配します。

「彼がフリーメイソンだったという証拠は残されていないが、妻のジョセフィーヌはフリーメイソンと関わりがあり、ナポレオンの兄弟ジョセフとルイは有名なメイソンリーだった」（並木氏）

以上の経緯から、彼が筋金入りのメイソンだったことは、まちがいない。

そうでなければ、小男の一兵卒が、フランス第一帝政の皇帝になど、昇り詰められるはずがありません。その軍事独裁の暴走も、世界制服を企むメイソンの意志によるものでしょう。

彼は、非道暴虐なナポレオン戦争を遂行し、英国、ロシアを除く欧州全土を軍事攻撃し、勢力下に置きます。

一八一五年、欧州天下分け目のワーテルローの戦いでは、英国ウェリントン将軍の陣地中枢に無謀な突撃を仕掛けるなど不可解な作戦で自滅していきます。この番狂わせの仏軍敗北もメイソンのシナリオによると考えれば辻褄《つじつま》があいます。ちなみに、メイソン中枢の実力者ロスチャイルドは、この戦いの勝利をいち早く入手することで、資産を二五〇〇倍にも増やし、世界最大の財閥になっています。

最大の戦争犯罪人であるナポレオンが英国の〝温情〟で助命され、アフリカ大陸沖のセントヘレナ島に流刑となったのも、不可解。さらに、死亡したとされる遺体が確認されていない、という。メイソンの陰の存在を知れば、このようなミステリーも鮮やかに解けていくのではないか、と思われます。

ロシア革命はメイソン革命だった

　フランスに続いてメイソンは、ロシアも我がものにする。

　時のロマノフ王朝を打倒するためロシア革命を偽装して、レーニンに社会主義革命を達成させる。一九一七年、レーニンはスイスから封印列車なるもので、革命蜂起したロシアに駆け付け、ついにロマノフ王朝を打倒する。そこで大きな役割を果たしたのが、彼が封印列車で持ち込んだ大量の軍資金。その出所は、なんとロスチャイルドなどフリーメイソン中枢財閥だった。当時のスイスは、世界革命に備えてメイソン資金保管庫だった。

「トロツキーとレーニンは、一九一七年一一月、ボルシェビキによる権力奪取の先頭に立った。そして、フランス革命にならって、トロツキーは恐怖政治を開始した。ロシア革命後の三年間で、トロツキーらは白系ロシア人の八八％を虐殺した。ロシアの三一二八人の共産党指導者のうち、非ユダヤ人はわずか一二名で、残りはすべてユダヤ人であった」「ユダヤのケダモノたちは、ロシア皇帝ニコライ二世と皇妃アレクサンドラ、その子どもたちに群がって一室に閉じ込め、平然と射殺した」（ユースタス・マリンズ著『真のユダヤ史』成甲書房）

　マリンズ氏によれば「レーニンは、ロスチャイルドの血を引く」という。

　なら、まぎれもなくメイソン会員でしょう。つまり、一見、共産革命に見えるロシア革命も、その正体は、社会主義を偽装したメイソン革命であった、ということです。

レーニンを信奉してきた共産主義者にとっては、とうてい受け入れがたい事実でしょう。

しかし、そこが秘密結社の秘密結社たる所以なのです。

巨大資本家であるロスチャイルドが〝共産革命〟に資金援助した……。

耳を疑うはずです。しかし、共産主義も、資本主義も、彼らが捏造した二つの金儲けシステム。地球を東西に共産圏と自由圏に二分し、対立を煽《あお》れば、軍拡競争でフリーメイソンによる金融産業、軍事産業は驚異的に潤います。

まさに東西冷戦も、〝かれら〟の二股作戦シナリオによって仕組まれていたのです。

メイソン三三位階上位を独占するイルミナティ

ロスチャイルドとイルミナティ

ここで、フリーメイソン中枢に巣くう秘密結社のなかの秘密組織イルミナティについて、触れておきます。

一九二一年、英国の著述家ネスタ・ウェブスター女史が著書で、こう警告しています。

「世界史上の出来事は、すべて、秘密結社が企てた陰謀の産物である。その元締めがイルミナティだ。〝かれら〟は現在も地下に潜み存続している。イルミナティの中核を占めているのは、オカルティスト、ユダヤ人、共産主義者で、〝かれら〟は、キリスト教文明を転覆させるために日夜活動に励んでいる。フランス革命も、ロシア革命も、イルミナティの謀略である」

イルミナティは、最初はごく普通の哲学研究会としてスタートしている。

創設者は弱冠二八才で、イエズス会の神学者アダム・バイスハウプト。キリスト教神学に疑問を抱いた彼は、智慧の光（啓明）による覚醒を求めイルミナティを結成。呼び掛けは「自由と平等な世界建設」。最初は、わずか三人で始めた勉強会は、爆発的に会員を増やし、欧州全土を覆う勢いに……。バイスハウプトは、当時勢力を拡大していたフリーメイソンにも参加し、内部にイルミナティ会員を増やしていった。しかし、「誰でも国王になれる」と反王政を掲げたため、ドイツ政府やイエズス会から活動禁止令が出され、一七八五年に消滅した……かにみえた。

しかし……。

「消滅したとされるイルミナティだが、その命脈は、密かに引き継

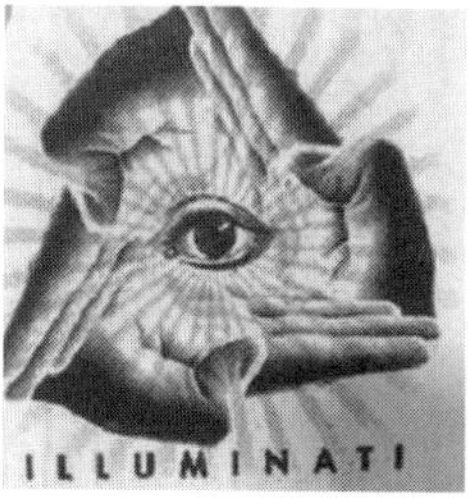

イルミナティの紋章

フリーメイソン“闇の支配者”のピラミッド

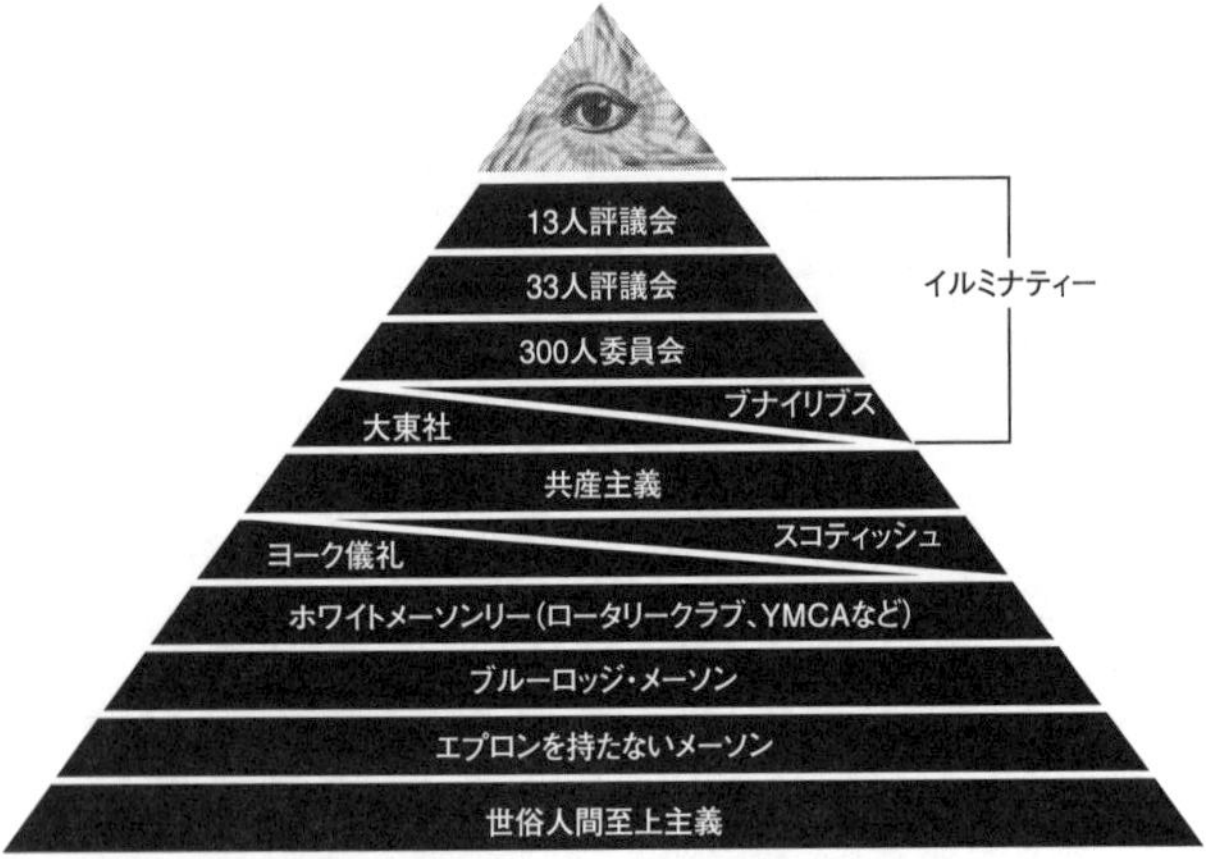

出典『新版　カナンの呪い』ユースタス・マリンズ著／成甲書房

がれたという説がある。『イルミナティはロスチャイルドの金銭的バックアップ』を受けてつくられた、という黒幕説がその証拠だ」(並木氏)

この指摘は、正しい。

禁止されたはずのイルミナティは、フリーメイソン内部に侵入し、その中枢で生き延びていたのです。

「……フリーメイソンの真の目的について、知ろうとするとき、もっとも重要なのが三三位階だ」「ここにおいて、『全宇宙のメイソンの至高の司祭長』の称号が与えられる。称号には『全宇宙の』とあるように、三三位階に達した者のみが、世界権力を行使する事を許される。したがって、三三位階のフリーメイソンは、政府のトップないしは、それと同等の重要人物である。

もちろん、彼らは自らが率いる国家に忠誠を尽くすことはできない。すでに、彼らは、〝死の制裁〟を覚悟して、国家・民族を超越した普遍的なフリーメイソン組織に忠誠を尽くすことを誓っているからだ」(ユースタス・マリンズ著『新版　カナンの呪い』成甲書房)

三三位階の上位五位階ほどが、イルミナティである。つまり、メイソン組織の上位・中枢はイルミナティで独占されている……。

ちなみにピラミッド頂点には「万物を見通す目」(ホルスの目)が描かれている。

その最高位に位置するのは「ルシフェル及びロスチャイルドファミリー」とされる。

その下の「一三人評議会」は、別名〝ロイヤル・ファミリー〟。フリーメイソンの最高意思決定機関。その下の三三評議会は(1)ロスチャイルド家、(2)ロックフェラー家、(3)メロン家、(4)デュポン家、(5)モルガン家、(6)ケネディ家、(7)オナシス家、(8)フォード家、(9)オッペンハイマー家、(10)カーネギー家、(11)ワールブルグ家、(12)イートン家、(13)モービル家、(14)ハリマン家、(15)ブッシュ家、(16)ドレフュス家、(17)サッスーン家……など。

黒い教皇パイクの予言

三つの世界大戦を予告したパイク

フリーメイソンが、近代から現代までを闇から支配してきた決定的証拠があります。

それが、アルバート・パイクの予告です。

パイクは、全米フリーメイソンのトップ、教皇にまで上り詰めた男で、別名〝黒い教皇〟。

彼は一八七一年、イタリアのイルミナティ同志に宛てて、三度にわたる書簡を出しています。

そこには「三度の世界大戦を意図的に起こせば、メイソンによる世界支配が可能になる」と恐るべき計画を詳細に記述しているのです。

つまり「これから起こる第一次、二次、三次大戦は、フリーメイソン計画の一環として計画されたものである」と明記。それは、実際に恐ろしいほどに的中しています。

「……一見、信じがたい内容だが、驚くべきことに。歴史はパイクの書簡に記されたとおりに展開していく」（並木氏）

▼**第一次大戦**　一九一四年、オーストリア皇太子夫妻がサラエボで暗殺されることをきっかけ

に勃発する。これはロシア皇帝を、その座から引きずり降ろして、共産主義国家を樹立することが目的である。

▼第二次大戦　一九三九年、ファシストと政治的シオニストとの対立を利用して引き起こされる。(ここでいうシオニストとはパレスチナ地方にユダヤ人国家を建設しようとする人々のこと)。この戦争で、ファシズムは増強し、パレスチナにイスラエル国家が建設される。

▼第三次大戦　シオニストとアラブ人との間に、イルミナティのエージェントによって引き起こされる。それによって紛争が世界的に拡大し、大衆はキリスト教に幻滅し、ルシファー(『新約聖書』の堕天使)に心酔するようになり、真の光を享受する(「パイク書簡」は、大英博物館に秘蔵)。

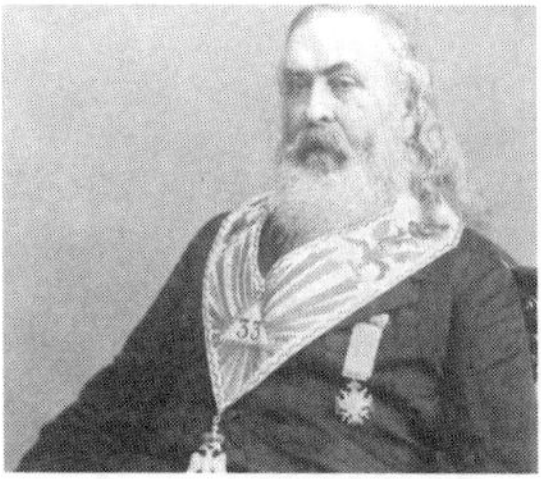
フリーメイソン最高位の正装に身を包んだアルバート・パイク。「黒い教皇」の異名を持つ

　これらは、明らかに予告計画として発せられたのです。たとえば一九一四年、パイク予告から四三年後に発生したサラエボ事件は、後に裁判で皇太子夫妻を襲った暗殺団は、メイソン会員であることを自供している。

　さらに第二次大戦も予告どおり、ファシストとユダヤの対立で勃発しています。

第三次大戦も、アラブ諸国とイスラエルの対立が全てを物語っています。

つまりパイク予告は、メイソン組織によって、確実に実行に移されていったのです。

明治維新から太平洋戦争まで

日本の明治維新も、背後から操ったのはフリーメイソンでした。フランス系メイソンは、徳川幕府の〝政府軍〟に大量の武器援助を与え、イギリス系メイソンは武器商人トーマス・グラバーを通じて勤王派〝革命軍〟に大量の武器を与えたのです。坂本龍馬もグラバーに操られていた……。

これも、メイソンお得意の〝二股作戦〟。グラバーは後にこう述べています。

「徳川幕府を倒した張本人は、この私である」

他方、メイソンは長州五人の若侍を世界最大の武器商人マセソンの大邸宅に寄宿させ、彼らをメイソンに仕立てています。これが、後に伝えられる長州ファイブ（マセソンボーイズ）です。

彼らは全員、明治新政府の閣僚となり、その中の一人、伊藤博文が総理大臣に就任したのです。彼はいうまでもなく、筋金入りのメイソンでしょう。

こうして明治政府は、それまでの平和主義の江戸時代から一転、富国強兵、国民皆兵、大陸侵攻……という、軍国主義の道を暴走させられた。そして、日清、日露、日支戦争を経て真珠湾奇襲へと誘導され、太平洋戦争に突入したのです。しかも明治・大正・昭和で営々と築いた国富はすべて軍事費、金融費で奪われ、三〇〇万余の貴い人命も奪われ、焦土と化した国土のみが残ったのです。

後の朝鮮戦争、ベトナム戦争もメイソンが起こしたもの。前者は、第二次大戦の兵器の在庫処理。後者は新型兵器の実験場です。

——世界大戦すら自在に起こせる——

それが、フリーメイソンの恐るべき闇の力なのです。

ましてや、世界約一〇〇〇兆円の「医療利権」を支配、操作することなど、じつに造作もないことだったのです。

第2章

近代栄養学はペテンであり、医学はサギである

――〝栄養学の父〟、〝医学の父〟を断罪する

肉食礼賛もカロリー理論も破綻、フォイト栄養学

「食」の支配、「医」の利権

過去約二〇〇年にわたって近代を闇から操ってきた勢力がいた……。

それが、国際秘密結社フリーメイソンであったことは、もはや疑いの余地はありません。

〝かれら〟の支配は、まさに闇から水面下で行われてきたため、ほとんどの人々が気づくことはありませんでした。まさに、秘密結社ゆえの巧妙さです。

〝かれら〟は、用意周到に、あらゆる学問も支配、操作してきました。

学問、知識の独占は、人類支配の要諦だったからです。

栄養学も、医学も、その例に漏れません。

まず栄養学を支配すれば、食糧を支配できます。人類を何で〝餌付け〟するか？

それが決まれば、食品産業もおもいのままです。人類全体の「食」の支配は、目のくらむ利益を生み出します。

また、医学もそうです。人類全体の「医」の利権もまた、莫大な富をもたらします。

だから狡猾なユダヤの血を引くメイソンは、両者をともに支配したのです。

「肉を食え」と叫ぶ〝栄養学の父〟

まず、ここで〝近代栄養学の父〟の称号を授かった一人の男を紹介します。

その名は、カール・フォン・フオイト（C.v.Voit）。一八六三年から四五年間、ミュンヘン大学生理学教授として君臨したドイツ生理学界の重鎮。彼は今も〝栄養学の父〟として称えられています。いったい、だれに……？

いうまでもなく、世界を闇から支配するフリーメイソンによって……です。

フオイトは、徹底した肉食礼賛主義者でした。動物たんぱく質を優良たんぱくとして絶賛する一方、植物たんぱくを劣等たんぱくと切り捨てています。

彼にとって「たんぱく質をとれ」とは「肉を食え」と同義なのです。

炭水化物にいたっては「栄養が乏しいので食べないほうがいい」とまで言い切っています。

つまり「植物ではなく、動物を食え！」「優良たんぱくの肉を食

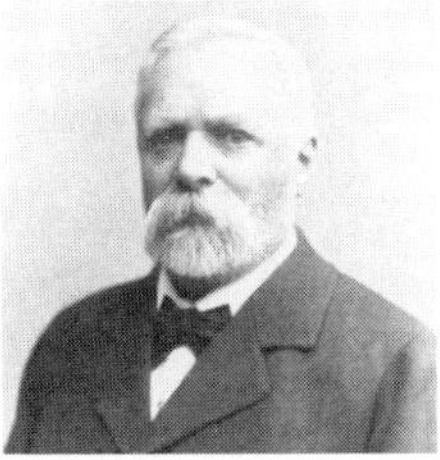

カール・フォン・フオイト
（1831～1908年）

え！」

これだけでも、メチャクチャな栄養理論です。正気の沙汰とは思えません。

しかし、フォイトは本気の肉食主義だったのです。

そして、約半世紀にわたってドイツ生理学界に君臨した首領（ドン）には、だれも逆らえなかった。なにしろ彼は〝栄養学の神様〟だったから……。

必要量の二倍半！　食肉業者と癒着？

フォイトは当時、ドイツ国民の栄養状況を調査しています。成人一人当たりのたんぱく質摂取量は、四八・五グラムで十分な量でした。それを確認しておきながら、論文にはこう記載、発表したのです。

「必要なたんぱく質摂取量は一日一一八グラムである」

つまり、現状より約二・五倍多くたんぱく質をとれ――と命じたのです。

彼の「たんぱく質をとれ！」と「肉を食え！」は同じ。なぜ、こんな現実離れの〝栄養指導〟をフォイトは行ったのでしょう？

これからは私の推論ですが、おそらく彼はドイツ国内だけでなく、欧州全体の食肉産業と深く結び付いていたはずです。当時、ドイツ最高レベルのミュンヘン大学教授の地位に四五年間も君臨し、〝栄養学の父〟と絶対視されていた。さらにドイツ政府の信任を得て、同国の栄養指導は、すべて彼の掌中にあった。そしてドイツ栄養学イコール欧州栄養学であり、それは近代世界の栄養学でもあったのです。

食品業界がこの栄養学の首領（ドン）と〝緊密な〟つながりを求めるのも当然です。

とくに食肉業界の背景には穀物業界が存在し、その背後には石油業界が控えています。

つまり食肉利権は、穀物利権であり、石油利権……そのものです。

石油利権といえば、石油王ロックフェラーです。

生理学者であったフォイトには、このような利権構図は頭にあったかは不明です。

しかし、食肉産業との癒着は間違いなく存在した……と確信します。そうでなければ、必要量の二・五倍近くも「肉を食え！」とドイツ国民に命じることは不自然です。

フォイト肉食礼賛は惨澹《さんたん》たるまちがい

しかし、必要量の二倍半も「肉を食え！」とブチ上げた彼の理論は、まさに狂気の沙汰。栄養学的にも致命的なまちがいを犯していました。

それは後の様々な調査、研究で立証されています。

肉食者の心臓病死は菜食者の八倍、大腸ガン死四～五倍、糖尿病死三・八倍、乳ガン死五倍……と、戦慄の疫学調査結果が続出しています。

漢字で「腐る」という字は、「府」の中に「肉」と書きます。これは、消化器の中に肉が入ると「腐る」、つまり「腐敗」するという意味です。

具体的には、肉など動物たんぱくは腸内で悪玉菌のエサとなり、インドール、スカトール、アミン類など有毒発ガン物質を生成し、それが腸壁を刺激したり、血中に吸収され体内をめぐり、発ガンしたり、病気になったりするのです。

青汁一杯で二〇年間生きている人もいる

食べないと餓死？　カロリー理論

フォイト栄養学の、もう一本の柱がカロリー理論です。

フォイトたちは、生命エネルギーの源を、食物に求めました。つまり、呼吸器で取り入れた酸素は、消化器で取り入れた食物が体内で酸化する。その〝燃焼〟エネルギーで生命は生きている……と考えたのです。

それを〝証明〟するため、彼らは面白い実験を行っています。

成人一人当たり、一日の食べ物を、鉄釜でじっさいに燃焼させ、そこから出る熱量（カロリー）を測定したのです。そして、成人は一日約二四〇〇キロカロリーが必要との結論にたっしています。さらに、人間は寝ているだけでもカロリーを消費する。それを「基礎代謝熱量」と定め、少なくとも一二〇〇キロカロリー摂取を推奨したのです。

基礎代謝カロリーを下回ると「次第に痩せていき、最後は餓死する」と結論づけています。

これがフォイトのカロリー理論です。

しかし、この理論にも無理、矛盾があります。

まず、人体は生体です。鉄釜は物体です。それを同列に論じている。不自然で、不合理です。

フォイト栄養学は、食物摂取が基礎代謝熱量を下回ると〝餓死〟する……と警告します。しかし、たとえば私の友人の森美智代さん（鍼灸師）は「一日青汁一杯」で約二〇年間も生きています。マスメディアにたびたび登場するので、ごぞんじでしょう。

青汁一杯は、約五〇キロカロリーです。基礎代謝量一二〇〇キロカロリーの二四分の一……！

フォイト栄養学が正しいなら、森さんはとっくの昔に餓死していなければ、同栄養学は成立しません。しかし、森さん御本人に会うと、ガリガリに痩せているわけではなく、ふっくらしている。

栄養学の教科書は〝狂化書〟

森さんだけではありません。現在、何も食べない「不食」の人たちが話題になっています。水も飲まない。排泄もしない。そんな、超人のような不食者も存在します。

また、ファスティング（少食、断食）が世界的に見直されています。

私も一日一食という超少食で日々過ごしており、きわめて快調です。当然、一日の摂取カロリーは、基礎代謝熱量を下回っています。それでも、餓死していません……（笑）。

このように理論と現実が、これほど異なるのです。

なら、フォイト栄養学理論が、まちがいなのです。

しかし、このカロリー理論は、いまだに栄養学教科書のど真ん中に鎮座しています。

こうして、栄養大学や栄養士学校では、いまだまちがったフォイトのカロリー理論が栄養学の基本として、教えられ、誰もがそれが〝正しい〟と信じているのです。

こうなると、栄養学の教科書は、〝狂化書〟と呼ぶしかありません。

四大生命エネルギー系の脅威

カロリー理論の根本的な過ちは、生命エネルギーは食物の〝酸化エネルギー〟だけで賄われている、と思い込んだことです。しかし、生命はそんな機械のように単純なものではありません。現在、確認されているだけでも、生命エネルギー源は四つあります。

（1）酸化系（食物の酸化エネルギーによる）
（2）解糖系（糖分解されエネルギーを発生）
（3）核反応系（生体内元素転換で発生する）
（4）宇宙系（気〈プラナ〉エネルギー）

初めて聞いた、というかたも多いはず。渡り鳥は、ほとんど何も食べないで地球を半周します。これは、カロリー理論では説明できません。おそらく、（3）の体内核反応で、核エネルギーを運動エネルギーとしているのでしょう。

このエネルギー系を提唱している安保徹・新潟大学名誉教授は、すでにカリウム40が生体内でカルシウムに元素転換する事実を確認しています。

（4）宇宙系（気〈プラナ〉エネルギー）は、森下敬一博士（国際自然医学会、会長）が実証。太陽など宇宙エネルギーが人体の経絡でソマチッドという微小生命体を増殖させ、それが血球細胞に変化する様を観察しています。

不食の人の存在は、このプラナ・エネルギー理論によって立証されるのです。

この他にも、まだまだ未知の生命エネルギー系が存在するはずです。

われわれは、未知なる真実について、もっと敬虔《けいけん》であるべきでしょう。

妄想者に〝栄養学の父〟の栄冠！

このように〝栄養学の父〟フォイトの（1）肉食理論、（2）カロリー理論は、根本から崩壊しています。

なのに、フォイトはこう言い放っているのです。

「体に良いものは、とりすぎるということはない」

あぜんとして天を仰ぎます。彼は「過ぎたるは、及ばざるがごとし」という哲学的教訓すら無知なのです。知的レベルの低さには呆れます。後の研究者たちは、フォイト栄養学をこう評しています。

「フォイト理論は、医学的、科学的、統計的になんら実証されていない。強いて言えば、個人の空想の産物にすぎない」

空想の産物とは、つまりは個人の妄想です。それが一世紀半を経ても、栄養学の教科書で平然と教えられている……。そして、この狂気の学者は、〝栄養学の父〟の称号を授かったのです。いったい誰が、この裸の王様に栄冠を授けたのでしょう？

それは、いわずとしれたロックフェラー、つまりはフリーメイソン。〝かれら〟は、この狂気の学者を是としたのです。

肉食理論にもとづき肉食者が増える。カロリー理論にもとづき過食者が増える。

そうすれば食肉業界がうるおい、さらに穀物メジャー、石油メジャーもうるおう。

そして、心臓病、ガン、高血圧、糖尿病、難病……などが爆発的に増加する。すると、医療利権もまた大いに利益を上げることができる。

マッチポンプの連鎖はとまらない……。

こうして、前代未聞のペテン栄養学者フォイトは、歴史に名を刻んだのです。

自然治癒を否定したサギ学者！ ウイルヒョウの大罪

「生気論」VS「機械論」喧嘩を売る

もう一人のペテン学者の名前をここであげます。

彼こそは、〝医学の父〟の冠をいただくルドルフ・ウイルヒョウ。ドイツ、ベルリン大学の病理学教授などを歴任した、ドイツ医学界の大御所です。フォイトが栄養学のドンなら、ウイルヒョウは、まぎれもなく医学のドンなのです。

近代西洋医学といえば、ドイツ医学です。その中枢を独占支配していた人物こそウイルヒョウそのひとです。

当時、欧州の生理学界では、一つの議論が白熱していました。

それは「そもそも生命とは何か？」という根源的な問いです。

それまで、古代ギリシャの医聖ヒポクラテス以来、生命とは目に見えない神秘的な力によって支配されている……という考えが主流でした。

これを「生気論」といいます。

ところが、産業革命の発達とともに、この理論に反対する勢力が現れます。

神秘的な「生気」など存在しない。迷信である。生命もつまるところ物質である。生命は精密な機械のようなものだ……という説です。つまり、生命現象も純粋に物理化学的な手法で解明できる、と主張したのです。これを「機械論」と呼びます。

そして、ウイルヒョウこそが、「機械論」の急先鋒でした。

勇み足で自然治癒力まで否定

ウイルヒョウは、きわめて野心的で、好戦的で、論争好きでした。

彼は、それまでの「生気論」者に、こう論争を挑んだのです。

「生命は、物理化学では解明できない力が支配している、というなら、それを科学的に証明してみせよ」

これは、まさに無理難題……。つまり、「科学で説明できない」と主張するものを、「科学的に説明せよ」と迫ったのです。返答に窮する「生気論」者を前に、ウイルヒョウはそれみたことか、と「『生気論』敗れたり」と、勝手に勝利宣言してしまった。

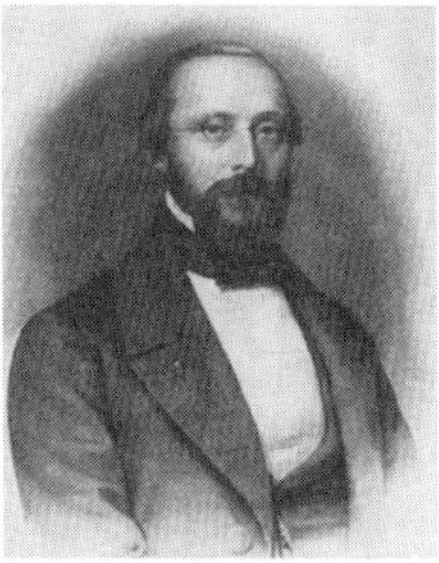

ルドルフ・ウイルヒョウ
(1821～1902年)

さらにウイルヒョウは、こう宣言しています。

「生命も、所詮は物体にすぎない。物質にみずから治るなどという神秘的な力が存在するわけがない。病気、ケガを治すのは、われわれ医師であり、医薬であり、医術だ」

つまり、ウイルヒョウは「生気論」を論破した勢いあまって、自然治癒力の存在まで否定してしまったのです。まさに、勇み足。オーバーラン。

「ウイルヒョウは強固な機械論者であり、生命現象は純粋に物理科学的法則に従い、目に見えない『生気』とか神秘的な自然治癒力は存在しないと考えていた」（酒向《さこう》猛著『隠された造血の秘密』Ｅｃｏ・クリエイティブ）

生命は正常を保つ働きあり

しかし、自然治癒力の存在まで否定したのは、彼の致命的ミス。あなたは、台所で包丁で指を切ったことはあるでしょう。血が出て痛い。しかし、バンドエイドなどで覆っておくと一週間もすれば、傷口もほとんど消えてもとどおり。いったい、だれがキズを治したのでしょう。

これが、あなたの体に備わった自然治癒力なのです。

自然治癒力を働かせる生命の根本原理があります。

それが、ホメオスタシス（生体恒常性維持機能）です。これは、一言でいえば「生命は、常に正常を保とうとする」。これが、無生物と生物との決定的な違いです。

「（アメリカの生理学者キャノン（W.B.Cannon）一八七一～一九四五）が命名）生物体の体内諸器官が、外部環境（気温、湿度など）の変化や主体的条件の変化（姿勢・運動など）に応じて、統一的・合目的的に体内環境（体温・血流量・血液成分など）を、ある一定範囲に保っている状態、および機能」（『広辞苑』）

わかりやすい例をあげます。人体の正常体温は約三六・五℃です。猛暑のときは、汗がダラダラ出ます。それは、体が汗の気化熱で体温を冷まそうとしているのです。

逆に、氷点下に置かれると体はガタガタ震えます。これは、筋肉を小刻みに動かして血流を促進し、体温を上げようとしているのです。

自然治癒力否定の致命的ミス

これら身体現象は、自分で意図して行っているわけではありません。まさに、体温を正常に保とうとするホメオスタシスのはたらきなのです。

指のキズが治るのも、このはたらきが自然治癒力を発動させたのです。

だから、自然治癒力こそ、生命現象の本源です。

それを、〝医学の父〟ウイルヒョウは、全否定してしまった……。

究極の致命的ミスというしかありません。

しかし、ウイルヒョウも自然治癒力を認めるわけにはいかなかった。

彼自身も、キズが自然に治っていくことは知っていた。しかし、なぜ治るか？　その神秘的メカニズムは説明不能だった。つまり、彼はじっさいは「生気論」に負けていた。

しかし、好戦的で負けず嫌いの性格は、「機械論」の勝利、自然治癒力の否定……に暴走してしまった。

こうして、近代医学のスタートは、自然治癒力の否定から始まったのです。

生命現象の根幹を否定して突っ走ってしまった。

これぞ、ボタンのかけちがい。最初が大きく間違っている。だから一〇〇年たっても、二〇〇年たっても、かけちがい……は続く。

このように近代医学は、スタート時点で、「自然治癒力否定」という大きな誤謬《ごびゅう》から発足したのです。それは、現代においても続いています。

かつて、わたしは大学医学部で「自然治癒力を教えない」という話を聞いて、絶句した経験があります。その根源が、〝医学の父〟ウイルヒョウにあったのです。

絶対権威ウイルヒョウの呪縛

なぜ近代医学の祖は、暴走したのか？

なぜ、まわりはそれを正せなかったのか？

それは、ウイルヒョウの権威が、あまりに絶大すぎたからです。

「……ウイルヒョウを現代日本でたとえれば、日本医師会会長で、東京大学学長を兼ねており、さらに野党党首クラスの国会議員で国民的人気があり、有力なノーベル賞候補で、文化勲章受賞者というような人物を想像すればよい。このような人物が発言すれば、その社会的影響力は絶大であり、たとえまちがいであっても、その発言は〝正論〟として疑いも持たれず通用する」

「事実、ウイルヒョウの主張は、当時のドイツでは神のごとき権威を持ち、ウイルヒョウの一言が、当時の医学界の方向性を大きく左右したのである」（酒向医師　前出）

ここまで読んで、ため息が出ます。

医学権威主義のルーツは、その発祥の地ドイツにあったのです。

こうしてウイルヒョウ理論は、いっさいの反論を許さぬ黄金律に祭り上げられ、敬われたのです。その理論は、まさに近代医学の中枢理論（セントラル・ドグマ）として、今日に至ります。

ウイルヒョウは〝医学の父〟というより〝医学の神〟として君臨しています。彼を批判することは、まさに〝神〟をも恐れぬ行為。それ以降、医師たちは、その権威の祭壇にひれ伏してきたのです。そして、今もなお、医学はウイルヒョウの亡霊に呪縛され続けています。

医療マフィアのドグマ（洗脳装置）

〝医学の父〟の数々の過ち

しかし、わたしは、こんな、いんちきニセ神様など、まったく恐れない。

〝医学の父〟は、自然治癒力否定という根本ミス以外にも、さまざまな過ちを犯しています。

(1)細胞発生説　ウイルヒョウは「すべての細胞は、細胞から生じる」と断定しています。（『細胞病理学』一八五九年）。しかし、その後、有名な千島・森下学説などにより、無生物から細胞が生まれることが立証されています。その典型が腸管造血です。消化された有機物（無生物）から、赤血球が生まれているのです。これは「細胞は細胞のみからしか発生しない」という説を打ち砕きます。

(2) ガン無限増殖説　彼は「ガン細胞は、ひとたび生まれると無限に増殖し、最後に宿主（患者）を殺す」と「無限増殖論」を唱えました。しかし、一九七五年に、ガン細胞を直接攻撃する免疫細胞（ナチュラルキラー細胞：NK細胞）が発見され、ガン細胞無限増殖は否定されたのです。ガン患者も自己免疫力（NK細胞）を活性化させれば、ガンを自然消滅させることも可能なのです。

(3) ガン局所説　ガンは部分の病なので早期発見で除去すればよい、と唱えた。ガンは神経ストレスで生じるという説を弾圧、葬り去った。その理由は「細胞すべてに神経末端は届いていない」という珍説。「神経系と免疫系は不可分」（安保徹博士）などという理論は、神様にはとうてい理解できなかった。

(4) 感染否定説　ロベルト・コッホは一八八二年、結核菌を発見し、結核は感染症である、と主張。それに対し、ウイルヒョウは細菌感染という概念を否定した。

「明らかな過ち。コッホより自分の方が専門家であると自負していたための失敗」（酒向医師）

「その後も、多くの学者がウイルヒョウの圧倒的権威により葬り去られた」（同）

じつに、大人げない〝神様〟もいたものです。

（5）炎症の誤認

「ウイルヒョウは、炎症という医学用語は頻繁に使用していながら、細菌感染が炎症の大きな原因の一つであるなど、思いもよらなかった」（同）

これだけ、まちがいだらけの〝医学の父〟も珍しい。

しかし、現代でも、医学界において、ウイルヒョウ批判は絶対タブーなのです。

だから、ウイルヒョウを祖とする近代医学は二〇〇年近くたっても、まちがいだらけ……というわけです。

それでは、このトンチンカンな権力亡者、権勢欲の塊に〝医学の父〟の称号を授けたのは、いったい誰でしょう？

もう、おわかりですね。

あのペテン栄養学者フォイトに、〝栄養学の父〟の冠を与えたロックフェラー財閥そのものです。

同様に、命の自然治癒力すら否定するサギ学者は、みごと〝医学の父〟の栄冠を、悪魔の神殿にかしずき、恭しく、いただいたのです。

ロックフェラー財閥は、世界の近代医療利権をことごとく掌中におさめてきました。

そのため、医学にも〝かれら〟の利益の根源となるリクツ付けが必要だった。

そこで、目を付けたのがドイツ近代医学界のドン、ウイルヒョウだった。

名声欲、権勢欲が人なみ外れて強かったウイルヒョウは、まさに傀儡《かいらい》としては適任だったのです。そして、いったん権威付けし、他の医学者たちを平伏させれば、彼亡きあとも、ウイルヒョウ理論は、現代医学のセントラル・ドグマ（洗脳装置）として、まさに絶大な威力を発揮することを、医療マフィアたちは、熟知していたのはいうまでもありません。

ピエロか？　裸の王様か？

以上――。

〝栄養学の父〟、〝医学の父〟も、けっきょくは悪魔的支配者たちに踊らされたピエロにすぎなかった。あるいは、裸の王様……。

しかし、その詐術に洗脳され、支配され、命と金を奪われてきた人類は悔しくも、哀れです。

〝裸の王様〟は、世にも美しい衣をまとっていると信じきっていたし、今も信じているからです。

いっぽう、この裸の王様を操ってきた〝闇の支配者〟たちは、とっくの昔に詐術の虚妄はごぞんじ。

人類という〝家畜〟向けの嘘をばらまき、手なずける一方で、〝かれら〟は肉は食べない。

クスリは飲まない。医者にかからない。

——そんな、正しくも、安全、安心で、快適なライフスタイルを営んで、健康で、長寿の人生を存分に謳歌しているのです。

第3章

医学を完全支配！悪魔のロックフェラー

——伝統医学を弾圧し、現代医学を殺人装置とした

「食を薬とせよ」ヒポクラテス

自然治癒力、病気は神が治す

医療の使命とは、なんでしょう?

それは、ひとを病や怪我の苦しみから救うことです。

そうして、すこやかな人生を送る手助けをする。それが医学、医療の本分です。

人類の医学の祖として、ヒポクラテス(前四六〇ころ〜前三七〇年ころ)がいます。古代ギリシャの医師で、いまだ医聖として称えられています。彼こそが、「医」のあるべき姿を喝破し、教導してきたからです。

彼は、まずこう断言しています。

「人は、だれでも生まれながら、一〇〇人の名医を持っている」

ここでいう〝一〇〇人の名医〟とは、みずからの体内に存在する自然治癒力のことです。

「病気とは、みずからの治癒力で自然に治すものである」

ここに、病気の治癒の本質があります。だから……。

「医者は、〝一〇〇人の名医〟の手助けにすぎない」

現世の医師は、これら〝名医〟のじゃまをけっしてしてはいけない。それを介助するのみである。これも真理をうがった警句です。

「病気は神が治し、恩恵はひとが授かる」

これは、自然治癒力の根源は神（宇宙）のなせる業である、と説いているのです。

「ひとは自然から遠ざかるほど病気に近づく」

だから、医聖は病人に「自然に近づく」療法を施しています。

つまり、自然療法です。食事療法などは、その最たるものです。

「汝《なんじ》の食を薬とせよ」「食べ物で治せない病気は、医者もこれを治せない」「食事に無知なひとが、どうして病気を理解できるだろう」「病気は食事と運動により治療できる」

逆にいえば、食べ方、体の動かし方をまちがえると、病気になると諭しているのです。

「満腹が原因の病気は、空腹によって治る」「病人に食べさせることは、病気を養うことである」

「完全なる身体は、完全なる排泄で得られる」「自然体で生きれば、一二〇才まで生きられる」

……。

これら医聖ヒポクラテスの箴言《しんげん》のひとつ、ひとつを心に刻んでください。

すると、現代医学がいかに狂気に満ちているかが、はっきりわかるでしょう。

医聖は、生命とは「神の実在」そのものである……と、命の本源を説いています。

それは、宇宙の存在そのものなのです。だから、生命とは永遠に崇高であり、神秘であり、そして不可知なのです。

だから、彼が「生気論」に立っていたことは、いうまでもありません。

そして、医聖ヒポクラテスを尊崇するその後の医学はすべて、この「生気論」の立場から、患者に、治療に向き合ってきたのです。それが、近代に入って一変します。

アメリカ全土の医者を完全支配

この医聖に真っ向から反対する「機械論」を唱えたウイルヒョウに〝医学の父〟の称号を授けたのがロックフェラー財閥です。世界の「石油王」は、さらなる巨大利権「医療」に目を付けたのです。そして、ついに現代にいたって「医療王」として君臨し、莫大な医療利権を手中に収めています。

そしてロックフェラーは、世界最大の財閥ロスチャイルドの忠実な弟子であったことを、忘れてはならない。

かれら〝闇の支配者〟を終生にわたって告発し続けた国際ジャーナリスト、ユースタス・マリンズ氏は、それを「寄生体」と呼ぶ。

「……この『寄生体』の〝創造的〟はたらきには、何もないところから、金を創造するという魔法も含まれる。それは、ロスチャイルド家が一九一〇年にジョン・D・ロックフェラー二世の義父にあたるN・オルドリッチ上院議員をP・ウォーバーグとともに秘密結社の会議に送り込み、いまや『連邦準備制度』（FRB）と呼ばれる米合衆国・中央銀行の構想を描かせたのが始まりである」「中央銀行は、紙幣を印刷する権限が政府から与えられているため、ロックフェラー家は、この〝ペーパーマネー〟を使って一九一四年までに、アメリカ全土の医者たちを完全掌握した」（『医療殺戮』ともはつよし社　要約）

世界の中央銀行ハイジャック！

〝かれら〟フリーメイソンの世界支配は、闇から国家を支配するだけではなかった。世界経済も完全掌握することだった。そのため、〝かれら〟が狙ったのが各国中央銀行です。

それは――銀行の銀行――と呼ばれ、その国の貨幣発行権を握っています。

つまり、ただの紙に印刷することで「無から有を生む」権利です。

はやくいえば、輪転機を回すほど、無限に富が手中に入ってくる……！

よくニュースで出てくるＦＲＢとは、アメリカ中央銀行のことです。なら〝アメリカン・セントラル・バンク〟と呼べばいい。それを、ことさら〝連邦準備制度〟なる訳のわからぬ名称を冠したのは〝闇の支配者〟の深謀遠慮があったのです。

じつは、その正体は、なんと株式会社なのです。つまり、私企業（プライベート・カンパニー）。その株式を所有するのが秘密結社イルミナティなのです。

政府の公的機関であるべき中央銀行を、じつは民間人が所有していた……。

これは、衝撃的事実です。おそらくアメリカ人の九九％は、ＦＲＢは公的機関だと信じきっているでしょう。正直に米国中央銀行と名付ければ多くのアメリカ人は気づいたでしょう。

しかし、陰から簒奪《さんだつ》した〝かれら〟にとって、それはマズイ。だから中央銀行という名称を避けた。つまりは、子どもだまし。そうして、米国市民の九九％はＦＲＢ（米国中央銀行）は、公的機関だと思い込んでいるのです。

そんな、アメリカを笑うわけにはいきません。

じつは日銀（日本の中央銀行）も、その正体は株式会社……。だから、日銀・黒田東彦総裁と呼ぶのは誤り。日銀、黒田代表取締役社長……と呼ばねばならない。

英国セントラルバンクも同じ。こうして先進諸国の中央銀行は、すべて〝闇の勢力〟のイルミナティにハイジャックされているのです。

悪魔的な薬物療法が医療独占

四派の伝統・有効医療を放逐

「貨幣発行権を我らに与えよ。それ以外は要らぬ」

これは、ネイサン・ロスチャイルド（一七七七〜一八三六年）の有名な台詞です。〝ペーパーマネー〟の印刷権を掌握したら、無尽蔵に富を得ることができる……。その悪魔の錬金術を、〝かれら〟は熟知していたのです。こうして得た無限の軍資金で、かれら狡猾なユダヤ財閥は、念願の世界医療利権の収奪にとりかかるのです。

「……かれらはアメリカの医療をナチュロパシー（自然療法）やホメオパシー（同種療法）から、無理やりにアロパシー（薬物療法）へと変更した。薬物療法とは、ロスチャイルド家が発達させたドイツの医療制度である」（マリンズ氏）

これが、「機械論」者、ウイルヒョウらが全面的に推進した医療利権システムであることは、いうまでもない。

このとき弾圧された伝統療法は、自然療法だけではない。さらに整体療法（オステオパシー）、心理療法（サイコパシー）も、軒並みに弾圧、排除されています。

これらは、すべて医聖ヒポクラテスが薦める自然治癒力を生かす治療法です。だから、病気が治るのは当然です。しかし、世界の医療利権の独占を謀《はか》るイルミナティにとって――本当に病気を治す――治療法の存在は、じゃまでしかなかった。

こうして、四派の伝統・有効医療は無残にも放逐されたのです。

世界の医療利権を独占する医療マフィアたちは「病気が治ってもらっては困る」のです。

そして残りの一派、薬物療法（アロパシー）のみが近代医学の王座を奪い取った……。

〝双頭の悪魔〟ロックフェラー、ロスチャイルドは医療においても、その絶対支配を貫徹したのです。

「……薬物療法（アロパシー）は、自然療法（ナチュロパシー）、同種療法（ホメオパシー）に対して、敵対関係にある。なぜなら、薬物療法は、からだにとって自然な治療法のすべてを禁じ、その代わりに化学薬品や危険な外科手術、長期間の入院を強制するからである」（マリンズ氏）

あなたはここまでで、地球支配をもくろむ〝闇の勢力〟の医療独占の恐ろしい手法に、ただただ、唖然呆然でしょう。それも、あたりまえです。

〝かれら〟が貫徹したのは、医療支配だけではありません。

〝かれら〟は人間が――情報の動物――であることも熟知していました。だから、「医療」とともに「教育」「報道」も徹底的に支配し、今日にいたるのです。

現在のテレビ、新聞で、ロックフェラー、ロスチャイルド、さらにイルミナティなどの単語は、絶対使用不可です。こころみに、手元の新聞を開いてごらんなさい。テレビのスイッチを入れてごらんなさい。これらの単語が登場することは絶無……です。

〝闇の支配者〟は、みずからの名前を一言でも、もらすことを許さない。

人類という〝家畜〟に真実を知らせることは、絶対タブーなのです。

「……こうして、一世紀にも満たない間に、ロックフェラー医療独占体制の下で、アメリカ国民は健康でエネルギッシュかつ生産性の高い国民から、慢性病におかされ、覇気に欠け、弱々しく、いつも健康を気にかけ、いわゆる『特効薬』という名の〝化学薬品〟を毎日、大量に飲む国民へ……と、変わってしまった」

「これら化学薬品には、多くの副作用があり、肝臓や心臓、腎臓その他の臓器を傷める可能性があった……」

マリンズ氏の嘆きです。あなたも、ようやく目がさめてきたのではないでしょうか？

人類よ！　立ち上がり戦おう

マリンズ氏の警告に耳を傾けてください。

「……ユダヤ人という『寄生体』は、すでに『教育』制度、『マスコミ』、『政府』をあやつっている。加えて『医療』システムを支配し、『宿主』（人類）を組織的に弱体化させ、安心している。『宿主』にとりついている。危険な医薬品を常に製造・販売しつづければ、大衆に気付かれることはない。そう、〝かれら〟は確信している」

これこそ教育、マスコミによる大衆洗脳の結果です。

「……クスリ漬けになったひとびとを、奮起させ、危険が迫っている……と必死に警告しても、反感を買うだけである。なぜなら、大衆は、すでに一種のマヒ状態におちいっており、最終的な『死』を待っているだけの状態にあるからだ」

「わたしは、人類が最後に〝かれら〟によって、打ちのめされ、ゆっくりと死を迎えることなく、敢然と立上がり、あの『寄生体』と戦うことを、すべてのひとびとに訴える」（『医療殺戮』）

ロックフェラーは医療を闇から支配した

黒子、ダミーを使い巧妙支配

一九〇〇年当時、アメリカでは国民七五〇人に一人の割合でしか医者はいなかった。

当時の医師は、通常二年間の見習い期間を経て、ようやく一人前。その収入も、腕のよい機械修理工と同じていど。世界でも医者といえば、そのていどの地位でした。現在のような高収入を得ているほうが異常なのです。

むろん、このときには現在のような大学医学部制度も、医師免許制もない。

これらは、すべて後にロックフェラーが絶大な資金力と権力で国を動かして作らせたものです。

当時の同財団総帥はジョン・D・ロックフェラー（一八三九〜一九三七年）です。彼の忠実な部下として暗躍したのがF・T・ゲイツ（一八五三〜一九二九年）です。一八九二年、ジョン・Dはゲイツを同財団「全慈善事業」の責任者に任命した。つまり、この男はロックフェラーが全米、全世界で行う〝慈善〟事業の総責任者に就任したのです。ロックフェラー一族は、その自伝を読むと「公共のため慈善事業に精を出してきた」と自慢しています。しかし……「いずれも、けっきょく彼らの権力を増大させたばかりでなく、裏に隠れていた本当の主人……つまりロスチャイルド家の富と権力を増幅させるよう巧妙に仕組まれていた」（マリンズ氏）。

医学教育ハイジャックに着手

忠実な下僕ゲイツは、まずアメリカ医師教育に目をつけます。

その着目は、米国の医学教育制度をロックフェラー財閥が支配するという計画（陰謀）の第一歩でした。

そのスタートが一九〇一年、ロックフェラー医学研究所の設立です。

一九〇七年、米国医師会はカーネギー教育振興財団に対して、全米の医学校全調査を〝依頼〟します。これも、背後からロックフェラーの差配によるものでした。

ここでも〝黒子〟を使っています。同財閥は、その巨額資金ですでにカーネギー財団の設立から運営まで、実質支配していたのです。

つまりは、「五団体からなる有名なカーネギー財団も、正体はロックフェラー財閥の〝ちっぽけな付属物〟にすぎない」（マリンズ氏）。

その〝付属物〟が任命した全米医学校の調査責任者はエイブラハム・フレクスナーという男。そして、その兄（サイモン）は、ロックフェラー医学研究所の所長……という支配構図です。

一九一〇年、全米医学校の調査報告書がまとめられました。

同報告書は、ドイツで薬物療法（アロパシー）を学んだ医師たちの影響を強く受けたものでした。ロックフェラーの狙いは、全米医学教育を薬物療法一色に染め上げることでした。

だから、当然のことでしょう。

「報告書」は、ロックフェラーに恭《うやうや》しく提出され、その出来栄えにジョン・Dはおおいに満足しました。

報告書を作成したフレクスナーは、一九〇八年にカーネギー教育振興基金に迎えられています。同時にロックフェラー一般教育委員会にも長年勤め、まさにファミリーの一員としての人生を送っています。

医学部を減らせ！　期間を八年に！

「報告書」は、まず「医師の数が多すぎる！」という米医師会の嘆きに大いに賛同する内容でした。

「報告書」の〝解決策〟も、いたって簡単でした。

医学教育を、エリート特権階級だけのコストのかかるものとする。教育年限をより長くする。つまり、金も時間もかかる難関とする。すると、たいていの学生は「医者になろう」などと思わなくなる。こうして医療利権は、地位と、財産のある支配階級の特権となる……。

フレクスナー報告は、こう提案しています。

「医学教育制度を、四年間の学部教育に次いで、さらに四年の専門教育を受けさせる。つまり医学部教育を八年間にしろ」「さらに一五五校を三一校にへらす」という無理難題。そして大学医学部の資格にも、無理な注文をつけています。

「大学医学部は、高額な研究設備や装置を完備していなければならない」。つまり、資金のない大学には、医学部をつくらせない。

「……このようなフレクスナー報告の要求が〝効果〟をあらわし、医学校の数は急激に減少していった。第一次大戦の終りごろには、医学校の数は全米で一五五校から、わずか三一校に激減し、毎年の卒業性の数は七五〇〇人だったのが、二五〇〇人になっていた」（『医療殺戮』前出）

こうして医学教育から、医療利権を支配するというロックフェラー財閥の野望は、大きな勝利を収めていった。アメリカ医学に関する様々な制度がロックフェラーの意のままに、ねじまげられ、立法化されていきました。

「……その結果、米国の医療は、事実上、ごく少数の裕福な家庭出身のエリート学生だけのものとなり、この小さな集団が、医療独占体制からの強力な支配を受ける……という構図を確立させたのである」（同）

米国民は一五〇〇ドルボラれてる

ロックフェラー医療独占体制の確立――それはこのように、みずからはけっして表に出ないで遂行されたのです。カーネギー財団や医師会のようなダミーやフレクスナーのような黒子を使って水面下で操作していたため、米国民はこれら医療教育制度などの変化を近代による〝改革〟と錯覚してしまった。その背後に、ロックフェラー財閥、さらにその後ろにロスチャイルド一族などが潜んでいたことに、まったく気づかなかった。

むろん戦争利権と同じく、医療利権も、国際秘密結社イルミナティの総意が潜んでいたことも、またまちがいありません。

これら闇からの医療独占支配により、アメリカ国民は、どれほどの損害をこうむったでしょう？

『ニューヨーク・タイムズ』紙による国別年間医療費（一人当たり）の比較があります（一九八五年度）。
▼アメリカ人：一八〇〇ドル
▼イギリス人：八〇〇ドル
▼日　本　人：六〇〇ドル
しかし他方で、英国、日本ともに医療の質は両国とも米国に勝っています。
「たとえば、日本と比較すると、米国より生活水準は高いにもかかわらず、一人当たり年間六〇〇ドルで良質な医療サービスを提供している。（物価水準を比較して）これと同じ内容の医療は、米国なら一人当たり年間五〇〇ドル以下で受けられるはずである」（マリンズ氏）
つまり、米国民は年間一三〇〇ドルも、無意味な医療費を〝ボラ〟れている……。
これは、ロックフェラーによる医療独占体制が「不当な請求や組織犯罪的な製薬トラスト（談合）の操作などによって、米国大衆から略奪している金額なのである」（マリンズ氏）

二人のニセ医者に米国医師会を腐敗させる

シモンズとフィッシュベイン

医学教育についで、〝かれら〟が狙ったのが、米国医師会（ＡＭＡ）です。

ロックフェラーは、教育と利権で手懐《なず》けた医師たちに医師会を乗っ取らせ、みずからの傀儡《かいらい》組織にしあげたのです。

都合のよいことに、米国医師会はロックフェラーが目を付ける前から、芯から腐りきっていました。この全米最大の医療団体は、二人の〝ニセ医者〟に完全に乗っ取られていたのです。

まず最初に乗り込んできたのが、シモンズ〝博士〟です。

彼は医師の資格もまったくないのに、みずからを医師と名乗り、堂々と新聞に「広告」まで掲載しています。出世欲のかたまりの彼は、米国医師会の存在を知って、ネブラスカに医師会ネブラスカ支部を設立。その才覚から同医師会に機関紙編集長として参加。この狡猾な男は、すぐさま医師会事務局長に就任。医師会に集まる金の全てを掌握し、実質、同医師会を我がものにしたのです。

その補佐役として就職したのが、もう一人のニセ医者フィッシュベイン。かれはシモンズの忠実な部下となった。

「……米国医師会AMAは、全米でもっとも、図々しい二人の〝ニセ医者〟の掌中に握られ、強力な支配を受けることになった」

「シモンズ〝博士〟は、生涯において金儲け以外の動機で行動したことがなかった男なので、米国医師会の持つ巨大な権力は、必ず金儲けという金の鉱脈に自分を導いてくれることを即座に悟った」

白衣の悪党たち強欲な錬金術

シモンズは、医師会が製薬会社や病院などに「恩恵」を与えると、「報酬」が得られることに気づいた。

そこで彼がまず最初に着手したのが、医薬品など「新製品」に対する「認定証」の発行事業。当時、医師会には「製品」をテストする実験室も、設備もいっさいなかった。にもかかわらずシモンズは「認定証」を乱発した。その〝認定〟方法は、業者の「金力調査」に基づいていた。つまり、金を多く積んだ業者に「認定証」を授けた。はやくいえば、賄賂の多寡で「認定証」

発行を決めた……。

米国医師会が当初から、ニセ医者に実権を牛耳られるほどに腐敗していた。

この事実を、ほとんどの米国の医師たちは知らない。なぜなら、この二人の悪名は医師会の公式記録から、巧妙に削除、抹消されているからです。

しかし、残された様々な記録、資料から、そのメチャクチャさが伝わってきます。

「……シモンズと、その一味が医学書出版と、広告を独占するために使った方法は、露骨かつ非合法なものであった。……米国医師会は、自分たちの『機関誌』以外の媒体に広告を出した製薬会社に対して、薬の『認定』を取り消すぞ……と、あからさまに脅迫した」（E・ジョーゼフスン博士）

この悪党シモンズは、こうして一九二四年、引退するまで医師会を支配し続けてきた。

医学ヒットラーもロックフェラー人脈

そして、その後を継いだのが部下のニセ医者フィッシュベイン。

ところが、彼は上司のシモンズより、さらに金まみれの独裁者となっていく。

「……つまり、彼は、米国医師会本部におけるロックフェラー人脈の代表者として必要不可欠な信任状を持っていたわけである。ジョーゼフスン博士は、のちに、フィッシュベインを『医学界のヒットラー』に、その部下ウェストをヒットラーに次ぐナチスの指導者『ゲーリング』になぞらえている」(マリンズ氏)

ここで全米最大の医療団体、米国医師会を二人の極悪なニセ医者たちに、欲しいままにさせてきた張本人は、ロックフェラーだった……という落ちに気づくのです。

そうして〝医学界のヒットラー〟は、二五年間も医師会のドンとして君臨し、「西側世界、第一の遊び人」として酒池肉林の放蕩三昧をくりかえした。

この時点で医学界の中心組織は、腐敗の極みにたっしていた。

米国医師会を腐敗させて支配

腐敗させて、支配する……。

それは、他者を闇から支配する要諦です。

ジョン・D・ロックフェラーは、全米の医学・医療利権を掌握するため、米国医師会に二人のニセ医者の悪党を送り込み、巨万の利権で酔わせて、その背後から支配した。これは、まちがいないでしょう。

こうして米国医師会は、ロックフェラー財閥の出先機関と化した。ニセ医者、シモンズとフィッシュベインは、忠実な飼い犬でした。

そして歪められた医学教育で、全米のほとんどの医師たちがロックフェラーの軍門に降った。総本部の医師会の堕落、腐敗もまた当然といえるでしょう。

『なぜ、米国医師会は堕落するか？』の著者Ｆ・Ｇ・リドストン博士は、こう記しています。

「……米国医師会に巣くう寡頭勢力が、もっとも誇らしげに吹聴してきた業績は、専売薬品やインチキ薬品製造業者、ニセ薬品に対する遅まきながらの宣戦布告であった。これらの医薬品が医師会雑誌の広告を飾り、その広告収入で、この寡頭勢力がボロ儲けしていることを考えると、その偉そうな態度に、私は吐き気を覚える」

国民医療費爆発！……効かない危険な薬、乱発

米国医療費は二〇年で四倍増！

「……米国でもっとも悪名高い二人のニセ医者の支配によって、全米にまたがる巨大な医療支配体制が完成し、これが今日すべての米国市民の健康に重大な脅威を与えている」（マリンズ氏）

まず、他国に比べてもアメリカ国民の医療費は、爆発的に増加してきた。

それは「医薬品の価格が独占的に決められている」から。それが医療費の急激な上昇の原因で、たとえば一九六二年、国民年間医療費は国民総生産の四・五％。それが一九七六年には、わずか一四年で八・五％と約二倍に……一九九一年、一三％と急激に増えています。

一九五五年から七五年まで、二〇年間の物価指数上昇率は七四％なのに、医療費の上昇率は三〇〇％と四倍強です。

これは、ロックフェラーなど医療マフィアが米国内で四倍荒稼ぎをした、ということを意味します。そして医療費の爆発は、全世界でロケットのように激増しています。

つまり、〝かれら〟の儲けも爆発的に激増している。そして、わたしたち市民の利益も健康も命も爆発的に奪われている……のです。

命もカネも大量に奪われる

医療費が爆発している……ということは、不要、危険な医療が濫用され、無効、危険なクスリが大量販売されている……ことを意味します。

▼**X線撮影**　「米国内で行われているX線撮影の三〇％、年間約三億件は、医学的には何の必

要もない」（R・メンデルソン博士）

米政府の専門家も「不要なX線撮影を三分の一でも減らせば、年間一〇〇〇人のガン患者の命が救われる」と証言。しかしガン患者の予防と救済に責任をもつ米国ガン協会（ACS）は、口をつぐみ沈黙を保ったまま。ここも医師会同様、ロックフェラー医療マフィアの支配下にあることは、まちがいないでしょう。

専門家はX線検査のため、遺伝子が損傷され、米国内だけでも、少なくとも年間三万人の死者が出ると、警告しています。

▼CT検査　X線より、さらに恐怖はCT検査です。これはX線による撮影を連続して行うため、被曝は最低三〇〇倍……。画像精度を上げている最新式は三万倍、三〇万倍……と上限にキリがありません。世界でもっともCT普及率が高い日本では、それだけ濫用もはなはだしい。近藤誠医師（元慶応大学医学部）は「少なくとも日本人のガン患者一〇人に一人はCT検査で発ガンしている」と警鐘を鳴らしています。

▼精神安定剤　これも、悪魔的クスリというしかない。

アメリカで、もっとも売られている精神安定剤（抗不安剤）「ジアゼパム」。このクスリの「医師向け」の『添付文書』には、こう明記されています。

■**適応症**：不安、疲労、うつ状態、激しい感情の動揺、震え、幻覚、骨格筋のけいれん。
■**副作用**：不安、疲労、うつ状態、激しい興奮状態、震え、幻覚、骨格筋のけいれん。

つまり、「適応症」と「副作用」が、まったく同じ。これは、まさにブラックジョークというしかない。つまり、精神安定剤の正体は不安、うつ、興奮、震え、幻覚などをもたらす。つまり、このクスリこそ、精神不安をもたらす元凶なのです。

だから飲むほどに、不安は悪化し、さらにクスリ依存が深まっていく。ようするに覚せい剤中毒、ドラッグ中毒……精神科医が堂々と、重症のジャンキーを大量生産しているのです。

「一九七六年に米国で医師が処方した睡眠薬は一〇億錠にのぼり、約二七〇〇万件の処方のうち、およそ二万五〇〇〇人が副作用のため救急治療室に運ばれ、さらに約一五〇〇人が、救急治療室で精神安定剤のために死亡した。被害者の九〇％は女性であった」「一九八七年までに処方された精神安定剤の累計は五〇億錠にたっする。このうち、もっとも悪名高い『ヴァリウム』は、製薬会社に毎年五億ドルの利益をもたらした。まるで、ハックスレーの小説『すばらしい新世界』に登場する神酒〝ソーマ（聖酒）〟のようだ。つまり『完璧なる薬、麻薬、ここちよい幻覚剤』というわけだ」（マリンズ氏）

クスリの三分の二強は危険で無効な〝毒物〟

　ニセ薬は効かなくても、ちゃんと副作用（毒作用）はある。つまり、何千、何万人がこれら〝毒薬〟で毒殺されているか……真実は永遠に闇の中です。

〝危険な〟〝効かない〟クスリが世界にあふれている……。

　そして人類のほとんどは、そんな衝撃事実も知らず、呑気に暮らしています。いつか自分が、その〝毒〟の犠牲者として息絶えるか……まったく気づいていない。

三分の二の臨床試験はペテン

　ＦＤＡ（米国食品医薬品局）が、新薬の臨床試験などを抜き打ち検査した驚愕報告がありま す。

　なんと調査対象の三分の一は、そもそも試験そのものを行っていなかった……！

　あと三分の一はカルテにない分量、数値などをつかい、捏造していた。そして、全体の五分の一は、ありとあらゆる不正を行っていた。結論として科学的に評価できる論文は三分の一以下だった。

これは、戦慄する事実です。つまり新薬として承認され、世界中で売られているクスリの三分の二は「安全性」も「有効性」も、まったく信用できない。そもそも臨床試験が、ペテンなのですから……。

世界に出回っている医薬品の三分の二強が、危険で、無効な、毒物にすぎない。

こんな白昼堂々の詐欺犯罪が、医学の世界であたりまえなのです。

なぜか……？

悪魔的な医療マフィア、ロックフェラー財閥が芯から腐敗させ、支配しているからです。

ロックフェラーの飼い犬

「……米国医師会が、何十年にもわたり、最善をつくして、業界の宣伝にこれ努め、罪のない大衆の〝毒殺専門家〟や、〝ニセ医薬品〟製造業者どもを肥大させた。そののち、『恩をあだで返した』ことは、この組織の〝偏執狂〟的体質にふさわしいものであった。現在、食品会社や医薬品会社を支配している寡頭勢力の独裁権力は、非常に危険である。人間の本性から、このような権力は遅かれ、早かれ、悪用されるからだ」（リドストン博士）

こうして米国医師会は、まさに悪魔たちの狂宴の場と化した。

踊り狂っていた連中こそが、ロックフェラーの飼い犬たちだった……。

そこには、金銭欲、権勢欲、名誉欲から色欲まで、あらゆる欲望が渦巻いていた。

こうして米国医師会は、〝闇の支配者〟の欲望のるつぼに陥落してしまった。

堕落の極みにある医師会は、全米の患者たちにとっては、まさに厄災そのものでしかなかった……。

医師会を乗っ取ったニセ医者シモンズらは、「危険な」「効かない」クスリに膨大なワイロと見返りに医師会推奨の「認定証」を乱発した。

〝かれら〟にとってクスリが効くまいが、有害であろうが、患者が死のうが……知ったことではない。平伏し、莫大な金を貢ぐ業者が〝優良な〟医療者なのです。

現代医療の腐敗の始まり

「……米国医師会の『認定証』の歴史は、医療専門家と一般国民への〝裏切り〟に満ちている。医師会は『有用な薬』の認定は拒絶するか、あるいは不当に遅らせる。逆に、価値のない、危険で、死を招く食品や医薬品を即座に認定してきた」（ジョーゼフスン博士）
医師会が、「危険な」「効かない」クスリに「認定証」を乱発したのは、黒い金儲けだけが狙いではない。危険なクスリが大量に出回れば、その被害を受けた患者が大量に生み出される。つまり、患者を大量生産できる……。副作用の多いクスリほど、数多くの患者を生み出す。それら患者に症状に応じて、新たなクスリを投与すれば、また多くの副作用が発生……まさに、幾何級数的に患者が無数に発生してくる。

おまけに医療制度は「出来高払い」。〝失敗〟する医者ほど儲かる。

こうして、無限に患者は生み出される。

ロックフェラー医療マフィアは笑いが止まらない。苦しむ患者は、涙が止まらない。

ここに、現代医療の腐敗の悲劇の原点がある。

この腐臭のする現実は、いまや世界の医療全体の姿なのである。

第4章

伝統医療はブッ潰せ！
治すヤツは皆殺しだ！

——医療の神は〝死神〟で、病院は〝死の教会〟である

だませ！　命を、カネを奪い尽くせ

ロックフェラー財閥は世界の医療独占を狙った。

それは、秘密結社フリーメイソンを支配するユダヤ資本が、世界医療利権を独占することと同じです。その中枢組織が、悪魔的イルミナティです。

かれらユダヤ教の教義にこうあります。

「異教徒は獣（ゴイム）」ユダヤ教

「異教徒は獣（ゴイム）である」

だから、いくらだましても良心は痛まない。いくら殺しても咎《とが》めは感じない。

なぜなら、それは獣の屠殺と同じだから……。狩猟民族が獲物を殺す時は、むしろ快感を感じます。おなじ感覚で〝かれら〟は病人狩りを楽しんでいる。

「効かないクスリのテレビＣＭ」は、獲物を引っ掛けるエサです。

「健康のために早期の検査を！」これは巧みな仕掛け罠。

「××病撲滅キャンペーン」は追い込み漁ですね。

「さあ、みんな乳ガン検診を！」ピンクリボン運動は、マキ餌釣り。
「ガン検診で早期発見、早期治療を！」ホンネは〝早期発見、早期殺害〟。
〝かれら〟の目的は、病気を治すことでは断じてありません。
巧みに騙《だま》して、健康を奪い、生命を奪い、カネを奪う。

九割の医療が消えれば、人類は健康になれる

病院ストで死亡率が半減した

ロバート・メンデルソン博士は、こう現代医学を喝破しています。
「現代医学の神は〝死神〟で、病院は〝死の教会〟である」（『医者が患者をだますとき』草思社）
さらに、有名な彼の警句を胸に刻んでいただきたい。
「現代医学は、評価できるのは一割の救命医療のみ。残り九割は慢性病には無力だ。悪化させ、死なせている」「医療の九割が地上から消えれば、人類はまちがいなく健康になれる。それは私の確信である」「イスラエルで病院がストをしたら、同国死亡率が半減し、再開したら元に

戻った」「人類の半分は病院で殺されている。病院はストを続けるべきだ。永遠に……」（同書）

わたしは、医療問題に触れる時は、必ず、彼の警告を伝えるようにしています。

メンデルソン博士のいうように、九割の医療は不要どころか有害無益です。

現在、日本の医療費は約四五兆円。国家予算の約半分です。世界の医療費は、推計一〇〇〇兆円と言われます。九割の医療費が有害無益なら、日本は四〇兆円、世界は九〇〇兆円も節約できます。財政危機など、一瞬で解消されるでしょう。

わたしは、医療費を即九割削減すべきとは考えない。しかし、人類が「真実」に目ざめれば同じことです。「人を殺す」ことが目的の〝死の教会〟。そこで待つのは〝死神〟です。気づけば誰一人、足を運ばなくなる。〝死の教会〟は廃墟と化すでしょう。失業した医師や、看護師はどうするか？　ハローワークに並びなさい。こう言いたい。

もはや、白衣の詐欺犯罪は、通用しない。医療という名の大虐殺も許されない。

医療大崩壊は、確実に始まった……のです。（参照、拙著『医療大崩壊』共栄書房）

病気を治す医療は邪魔もの

フォイトを〝栄養学の父〟に、ウイルヒョウを〝医学の父〟にでっちあげたロックフェラー

命の振り子

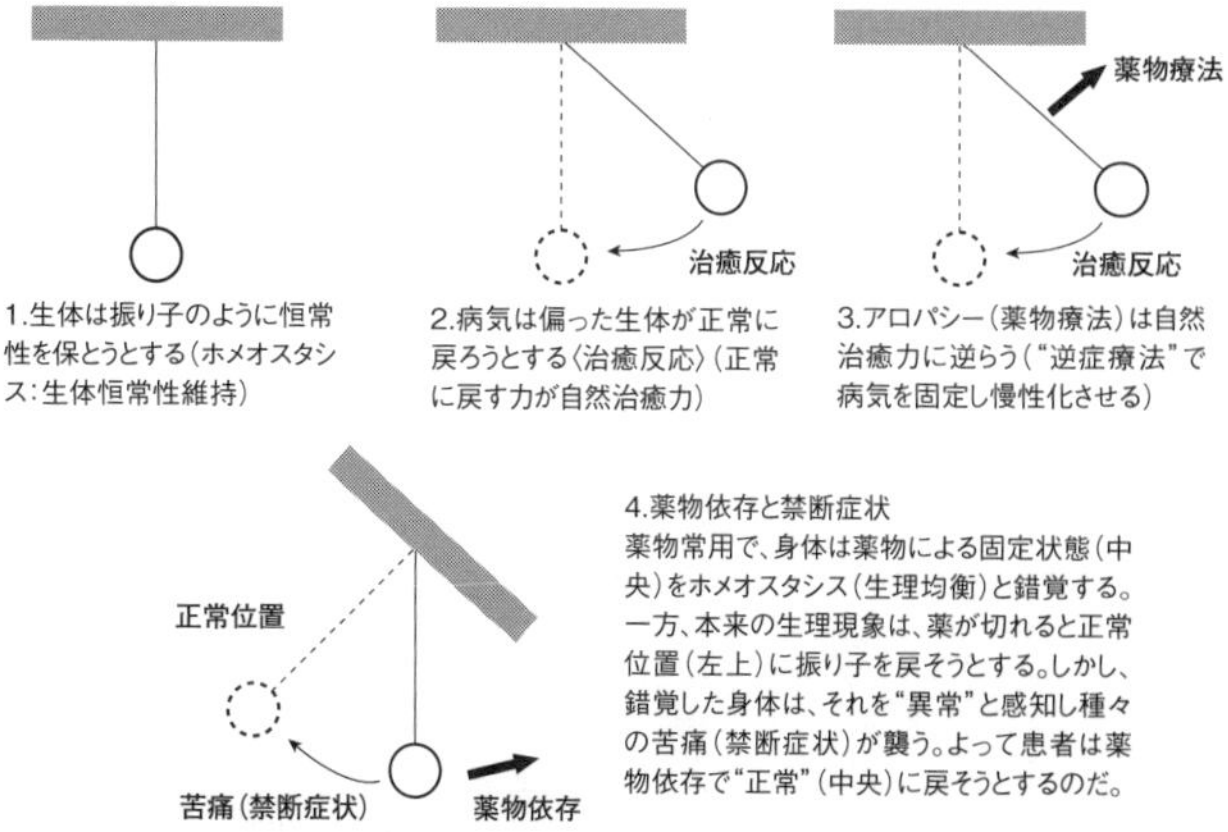

1.生体は振り子のように恒常性を保とうとする（ホメオスタシス：生体恒常性維持）
2.病気は偏った生体が正常に戻ろうとする〈治癒反応〉（正常に戻す力が自然治癒力）
3.アロパシー（薬物療法）は自然治癒力に逆らう（“逆症療法”で病気を固定し慢性化させる）

4.薬物依存と禁断症状
薬物常用で、身体は薬物による固定状態（中央）をホメオスタシス（生理均衡）と錯覚する。一方、本来の生理現象は、薬が切れると正常位置（左上）に振り子を戻そうとする。しかし、錯覚した身体は、それを“異常”と感知し種々の苦痛（禁断症状）が襲う。よって患者は薬物依存で“正常”（中央）に戻そうとするのだ。

船瀬俊介著『医療大崩壊』（共栄書房）より

財閥。かれらにとって、邪魔なのは医聖ヒポクラテス以来の伝統医療です。

具体的には自然療法（ナチュロパシー）、整体療法（オステオパシー）、心理療法（サイコパシー）……などです。「生気論」にもとづき、自然治癒力を助けて、真に病気を治しているからです。さらに、自然治癒力を加速して病気を治す同種療法（ホメオパシー）も、〝かれら〟にとっては、邪魔な存在でした。

薬物療法（アロパシー）は、病気を治せない。それどころか、病気が治ろうとする症状（治癒反応）を逆向きに押し返す。だから、対症療法（逆症療法）でしかない。

これは、「命の振り子」をイメージするとわかりやすい。

「命の振り子」を押し戻す

風邪という「病気」をひくと、それを治すため「発熱」します。

それは、体温をあげてウイルス、バクテリアなど病原体を殺し、弱らせるためです。

さらに「咳」が出る。これは、病原体の毒素を排泄するため。「下痢」も同じ。

これら「症状」は「病気」を治すための〝治癒反応〟です。「命の振り子」では、振り子を下向きに引っ張る力です。

振り子を下に引っ張るのが自然治癒力です。

だから、「発熱」「咳」「下痢」などの「症状」は、病気を治すための治癒反応なのです。

「治癒反応を止めてはいけない」安保徹・新潟大名誉教授の警句です。

しかし、西洋医学は「病気」イコール「症状」と致命的な過ちを犯しています。そうして、「発熱」には解熱剤、「咳」に鎮咳剤《ちんがいざい》、「下痢」には下痢止めを処方します。

これは、治癒反応の「振り子」を逆向きに押し返す愚行です。

「振り子」は傾いたまま固定されます。つまり、「症状」は消えても、「病気」は慢性化、さらに悪化していきます。

薬物療法（アロパシー）が、病気を治せず、悪化させている……それが一目瞭然です。

こんな、かんたんなことが、西洋医学を学んだ医者たちは、理解できないのです。まさに、テスト秀才の悲劇。暗記ロボットの喜劇です。

弾圧、暗殺された良心の医師たち

病気を「治す」ヤツはすべて敵

全世界の医療利権、独占を狙う医療マフィアにとって、「病気を治す」医療は、すべて敵です。なぜなら彼らの詐術アロパシーの本質は、病気を悪化させ、副作用で拡大させ、病人を大量生産し、最後はカネも命も奪うことが真の目的だからです。

そんな、〝かれら〟にとって「真に病人を治す医療の存在は商売仇、絶対に許せない」。

そこで、ロックフェラーが大号令をかけたのは「伝統医療を潰せ！」「正しい医療は抹殺せよ！」「治すヤツは殺せ！」。

〝かれら〟は病人狩りとともに、敵である正当な医療狩りの雄叫びをあげた。

そして、真に病人を治す医師や、治療師たちに、〝ニセ医者〟の刻印を押し、逮捕し、投獄し、長期の刑罰を科したのです。

さらに、ときには暗殺者を送り、闇に葬り去った。

その冷酷な抹殺は、いまでも続いています。

わたしは、一〇年以上前に『抗ガン剤で殺される』（花伝社）という本を書きました。

それを読んだアメリカの有名なヒーラー、ケン・コバヤシ先生は、わたしに本気で忠告したのです。「この本は、けっしてアメリカで翻訳して出版してはいけません」

どうしてですか？　と尋ねると「必ず二週間以内に殺されます」と真顔で忠告してくれたのです。げんに、自然療法で約九八％の病人を治しているケン先生は、何者かに車を爆破され、間一髪で命拾いしています。また治療室に来た怪しい男は、先生の額にサイレンサー付拳銃を突き付け「治療を止めろ！」と脅したのです。

ロックフェラーに暗殺されたゲルソン

医療マフィアによる暗殺事例は、枚挙にいとまがない。

たとえば完全な菜食療法で、数多くの末期ガン患者を完全治癒させたマックス・ゲルソン博士。彼は突然、不可解な急死をとげます。

わたしは、来日していた彼のお孫さんに直接、たずねました。

「あなたのお爺さんは、不可解な死を遂げています。暗殺されたという噂がありますが……」

「イエス、そのとおりです。祖父は暗殺されました」

あまりに、はっきり答えたのでビックリしました。

彼によれば、当時、祖父についた新しい女性秘書が、博士のコーヒーカップに猛毒ヒ素を盛ったという。

しかしその秘書、つまり〝殺し屋〟を雇った黒幕がいたはず。いったい、誰がその女にヒ素を入れさせたのですか？

見上げるほど巨体の彼は表情も変えず、淡々と言いました。

「……ロックフェラー・ファミリー・ファンド（家族財団）」

つまり、――ガン食事療法の父――として、いまだ尊敬される良心の医師は「数多くのガン患者を食事で治した」という〝罪状〟で残虐にも、ロックフェラー一族に命を奪われたのです。

毒ガスを〝抗ガン剤〟に変えた男

ガン死四一倍、肺ガン死五〇倍……

ロックフェラーは、毒ガス兵器を、抗ガン剤に化けさせた。

こういえば、耳を疑うひとが、ほとんどでしょう。

毒ガス兵器といえば、マスタードガス（化学物質名〝イペリット〟）。それは、第一次世界大戦でドイツが開発し、英国兵数千人を殺したといわれます。芥子《からし》（マスタード）の臭いがしたことから、この略称で呼ばれています。別名、〝びらんガス〟。吸い込むと気管壁がタダレ、呼吸困難でもがき死ぬ。その余りの残虐さに、ジュネーブ協定（生物・化学兵器禁止議定書）で禁止とされた。しかし、調印した国は、どこも密かに毒ガス兵器を作り続けたのです（国際協定など、ここまでいい加減！）。

日本軍部も広島県にある大久野島で密かに大量毒ガス兵器の生産を行ってきました。

約六五〇〇人の労働者が強制徴用され、生産に従事したのです。そこで、大量マスタードガスが生産されていた。ところが、作業員の多くがガンで倒れるという戦慄被害が発覚。広島大学医学部の研究調査では、労働者のガン死は、全国平均の四一倍、肺ガンに限れば五〇倍……。

マスタードガスは驚愕の猛烈発ガン物質だった。

マスタードガスを抗ガン剤に

ドイツをはじめ欧米諸国も第二次大戦中も密かに毒ガス化学兵器を大量に生産してきました。終戦後、各国はその在庫処理に頭を悩まします。中国から撤退する日本軍は、それを密かに地中に埋めて〝処分〟した。しかし、その後、地中から漏れた毒ガス被害が多発。日本が巨額の賠償を迫られていることは、ごぞんじでしょう。

さて——。

戦後アメリカでは、医療マフィア、ロックフェラーは、その〝素晴らしい〟有効活用の道を見つけました。それは、なんとマスタードガスを、抗ガン剤として〝活用〟する、画期的アイデア。担当したスローン・ケタリング研究所ローズ博士は、ロックフェラー研究所にも所属していました。殺人兵器を、よりによって抗ガン剤という医薬品に化けさせる。まさに、アクロバチックな荒わざ。しかし、すでに政府も医師会も、すべて制圧していたロックフェラーにとって、医薬品認可など造作もないこと。その申請理由は「複数ガン患者に投与したら、ガンが縮んだ」。だから〝有効〟……という、荒っぽいリクツ。

超猛毒のマスタードガスを投与すれば、一割ほどの患者のガンはその凄まじい毒性に驚き、一時的に縮む……。それを〝効能〟とこじつけ、ロックフェラー研究所は、医薬品認可をもぎとった。しかし、薬品名を〝マスタードガス〟とすれば、あまりにロコツ。そこで、一見わかりにくいように（薬品名「シクロホスファミド」）と命名し発売された。

抗ガン剤の八割は毒ガス系

しかし、一部縮んだガンも五～八カ月後に元のサイズにリバウンドする（「NCI　デヴュタ証言」「ADG遺伝子」）。さらにガン腫瘍は悪性化、猛烈に増殖してたちまち患者を死なせる。それは、後の研究で判明しています（「東海岸報告」）。

だから、腫瘍の縮小を〝有効〟と判定するのは、根本から誤りなのです。

この毒ガス由来の抗ガン剤は、今も「アルキル化剤」として全抗ガン剤の八割ほどを占めるという。それは、あらゆるガン患者に、今日もまちがいなく投与され続けている……。

すでにロックフェラー大学からは、二〇人以上のノーベル賞受賞者を輩出しています。

これも、その資金力、政治力のなせるわざです。

抗ガン剤の殺戮《さつりく》を認めた厚労省

わたしは『抗ガン剤の悪夢』（花伝社）で、抗ガン剤の正体は、まさに〝悪魔の毒薬〟そのものでしかないことを突き止めた。

厚労省に直撃電話取材して、電話口に出た抗ガン剤の専任者、紀平技官はこう明言した。「抗ガン剤がガンを治せないのは常識」「抗ガン剤は大変な毒物」「治せないガン患者に、猛毒抗ガン剤を打つのが現在のガン治療」「それで、大勢の方が亡くなっている」……。

さらに、「抗ガン剤はすべて大変な発ガン物質」と認めた。「それで、患者に二次ガンができ、大変大勢の方がお亡くなりになっている……」

わたしは、受話器を握って怒鳴りつけた。「これが、ガン治療か！」「たんなる毒殺じゃないか！」

向こうで抗ガン剤の責任者は、ただ沈黙するだけだった……。

このように、厚労省の責任者の〝回答〟でも、ガン治療とは名ばかり。じつは、大量詐欺、大量殺戮《さつりく》そのものなのだ。

ガン治療拒否で四倍以上も長生きする

その後、ガン治療の実態が次々に判明している。

たとえばワシントン大学、ハーディ・ジェームズ教授は徹底調査で衝撃事実をつきとめている。ガン治療を受けた人の平均余命は、わずか三年。受けなかった人の平均余命は、なんと一二年六カ月。治療を受けないガン患者のほうが四倍以上も生きる。

治療を受けなかったガン患者は、病院治療を拒否しただけ。それだけで四倍も長生きする。

では、早死にしたガン患者は、ガンで死んだのか？

そうではあるまい。かれらは、〝ガン治療〟という名の詐術で騙され、その結果、虐殺されたのである。

それを証明するデータもある。岡山大学医学部で、ガンで死亡した患者のカルテを精査したら、その八〇％は、ガンでなく、抗ガン剤、放射線、手術の三大療法が原因で死亡していたことが判明。だから、現在、日本では年に約三七万人がガンで亡くなっている……と厚労省は発表している（二〇一五年度）。

死んだガン患者の八割は治療で虐殺された

日本は三〇万人をガン治療で虐殺

しかし、その八〇％の三〇万人弱は、じつはガン治療という名の〝殺人医療〟で、殺されたのだ。つまり、三大療法はガン患者を救うものではない。殺戮するものであった。その驚愕事実が判明したのだ。これら三大療法の犠牲者たちの、直接死因でもっとも多かったものは感染症という。肺炎、インフルエンザ、院内感染、カンジダ……などなど。つまり、抗ガン剤、放射線などで徹底的に免疫系が破壊されてしまったため、ほんのちょっとした病原体に感染しただけで、命を落とす。

その他、超猛毒抗ガン剤による直接死、放射線照射の障害死、手術による急死も多い。

けっきょくガン患者の末路は抗ガン剤で〝毒殺〟、放射線で〝焼殺〟、手術で〝斬殺〟のいずれか、となる……。

すると、患者たちの顔は凍り付く。引きつる。そして、過激すぎる、という。そのとおり。

近代から現代にかけて、〝ガン治療〟の実態は、あまりに過激すぎます。

あらゆる検診は受けてはいけない

ガン検診の詐欺も、指摘しておこう。

ガン検診、受けた人ほどガンになる。耳を疑うだろう。

「あらゆる検診は、受けてはいけない」——日本の予防医学の権威、岡田正彦・新潟大学名誉教授は断言する。教授には『がん検診の大罪』（新潮社）などの名書がある。

その理由は「受けた人ほど、早死にしている」

だから、ガン検診、脳ドック、人間ドック、メタボ健診、定期健診……いわゆる「五大健診」は、すべて受けてはいけない。これが、岡田教授の結論である。

あなたは、耳を疑い、目を疑うはず。

その根拠のひとつをあげよう。一九九〇年、チェコ・リポート。チェコスロバキアで実施された肺ガン検診の効果を確認する調査。六年間による徹底調査の結論は肺ガン検診を受けた人ほど多く肺ガンにかかり、肺ガンで死に、早死にしていた。

「このデータは完璧です。ガン検診の無効、危険性を立証しています」（岡田教授）

〝仕掛け罠〟検診を受ける人ほど早死にする

五大検診は病人狩りだ、受けるな

「検診を受けた人ほど病気にかかり、早死にする」

理由は、検診の真の目的が、ロックフェラー医療マフィアによる〝病人狩り〟だからです。

とくに、人間ドックなどは、まさにトロール漁法。底引き網で患者を根こそぎ摑まえ、病院送りにしています。そもそも人間ドックなるビジネスは、世界で日本だけにしか見られない奇習。つまりは、奇妙な宗教。そこに、毎年三〇〇万人が〝お参り〟に通っている。まさに奇妙な習俗というしかない。

そうして、受けた人の約九五％に〝異常〟の判定が下され、病院送りとなる。

じつに、わかりやすい〝患者狩り〟ではないか……。

そこに、ノコノコ通うひとびとは、〝正直〟の上に〝馬鹿〟が百ほどつく。

「人間ドックなど、オレは絶対に行かない。あれは人間が異常ではなく、数字が異常なんだ」と、安保徹博士（前出）は笑った。他の〝検査〟〝健診〟も同じ。

悪魔の仕掛け罠に、ノコノコ近付いてはいけない。

クスリ漬けで医療費は爆発増

検診を受けた人ほど病気になる。それは、病院でさらなる検査漬け、クスリ漬け、手術漬けで、身体が疲弊、衰弱するからだ。

つまり、現代医療は、自然治癒力を根底から否定している。この恐怖の事実を忘れてはならない。そうして、〝かれら〟は薬物療法一本やり。巨大な製薬マフィア、ロックフェラー様に奉仕するためである。世界の巨大製薬会社（ビッグファーマ）は、すべてロックフェラー、ロスチャイルドの〝双頭の悪魔〟が支配している。

現代医療を、アロパシー（薬物療法）が完全支配したのは、その利権を完全支配するためである。とにかく、現代人を徹底的に騙して、徹底的にクスリ漬けにする。

各々のクスリには、数十、数百の副作用がある。すると、各々の副作用に、各々の対症療法のクスリを処方……と、クスリの種類、量はまさにネズミ算的に増えていく。

クスリの消費量は爆発的に増える。つまり、国民医療費も爆発的に増える。

グラフは、国民医療費の伸びを示す。これをロケット的急上昇という。

これは、すべてロックフェラーたち国際医療マフィアの陰謀の成果である。

一グラムでも超高価な抗ガン剤！　マフィアは荒稼ぎ

六二人が三六億人より資産を持つ

〝かれら〟は、クスリの値段も付け放題……。

医療マフィアたちの高笑いが聞こえてくる。これら超巨額の金は、バキュームカーに吸い上げられるように、ロックフェラー一族など〝闇の支配者〟たちの懐に吸い上げられていく。

現代の地球では、一％の富裕層が所有する富は、残り九九％を上回っている。

人類史上例のない超格差社会が現代の地球の姿である。それは、もはや奴隷社会というより家畜社会である。そうして、さらに格差は急速に拡大している。

人類で貧しい下位三六億人の資産総額より、富裕者六二人のほうがより多く資産を持っている。過去五年間で三六億人は資産の四割を失い、六二人は資産を四四％増やした。つまり、超大金持ちの〝かれら〟は、人類半分の貧困層から四割ものカネを奪い盗んだのだ。

むろん、本書の主役ロックフェラー一族も、六二人に含まれることは、いうまでもない。

このように富に偏在、不公平が生じるのは、猛毒薬を〝抗ガン剤〟にでっちあげ、一グラム三億三一七〇万円という抗ガン剤ですら堂々と売られていた！　このように腰を抜かす値付けで荒稼ぎする……目のくらむ詐欺犯罪が白昼堂々とまかり通っているからだ。払うのはわれわれ弱者。その金は日々の保険料、税金からむしりとられている。それを懐に入れるのは強者。地球をハイジャックした一％の連中だ。

無知な人類は徹底的に愚かしい

現代医療は、人間が生まれてから死ぬまで、まさに詐欺、殺人の巣窟と化している。母子手帳、病院出産、ワクチン接種、市販薬、検査検診、輸血、血液製剤、難病、生活習慣病、ガン治療の殺戮……さらに、老人病棟での〝香典〟医療の無残さ……。

わたしは、現代医療のあらゆる側面、裏面を追跡してきた。

そして、この結論にたっした。まさにユリカゴから墓場まで、現代医療は徹頭徹尾、国際医療マフィアに支配されている。だから、『医療殺戮』（前出）で、その悪事を徹底的に暴いた勇気のジャーナリスト、ユースタス・マリンズ氏は、徹底して正しい。そうして、その衝撃事実に、まったく気づかない人類大衆は、徹底的に愚かしい。もはや、それは家畜レベルというしかない。

ガン治療の地獄から、医療の地獄が見えてくる

ＮＫ細胞がガンを攻撃する

現代医療は、すべて悪魔的である。そのなかでもガン治療は、ず抜けて悪魔的である。だから、ガン治療の実態をあぶりだせば、医療の犯罪性、悪魔性も、浮き彫りにされてくる。

ガンに関しては、〝医学の父〟ウイルヒョウが、もうひとつ嘘をついている。

「いったん生まれたガン細胞は、患者を殺すまで無限増殖する」

この〝ガン細胞無限増殖論〟からしてペテンなのだ。一九七〇年、「ガンを克服する免疫系があるはず」というバーネット仮説は、この五年後、ナチュラル・キラー細胞（ＮＫ細胞）の発見で立証された。これは、ガン細胞を直接攻撃する免疫細胞だ。人間の体内では毎日、平均約五〇〇〇個ものガン細胞が生まれている。体内には何百万から数億個のガン細胞が存在するのが、正常なのである。それでも、ガンにならない。それは、体内をパトロールしているＮＫ細胞がガン細胞を発見するや、攻撃して、細胞膜を破り、三種類の毒性たんぱく質を注入して、

ガン細胞を瞬殺しているからだ。

だから、約二世紀近くも昔のウイルヒョウ理論などは、カビの生えたインチキ理論なのだ。

しかし、九九％の医学者は、いまだそのインチキ理論を金科玉条のごとく学んでいる。

こうして、かれらは医療マフィアの操り人形となり、医薬販売ロボットとして一生を終える……。

笑いこそ最強の〝抗ガン剤〟

一九人のガン患者に喜劇を見せて三時間笑わせたら、ほとんどの患者でＮＫ細胞が増えていた。最大六倍も増えた患者もいた。つまり笑うだけで、ガンへの攻撃力が六倍に増えた。笑いこそ最強の〝抗ガン剤〟だった。

ところが、人体に抗ガン剤を注射すると、抗ガン剤の〝毒〟はまずＮＫ細胞を攻撃、殲滅《せんめつ》する。ガンと戦う味方兵士を殺してしまう。これが、ガン治療のコッケイな真実なのだ。

もっとやれ！　とガンが手を叩いて喜んでいる。

放射線治療も同じ。やはり、ガンと戦う味方の兵士、免疫細胞を殲滅してしまう。

だから放射線照射は、患者の免疫力、生命力を殺ぎ、最後は死なせてしまう。

それが、いかに愚かしい狂気の沙汰かは幼子でもわかる。しかし、ガン治療の〝権威〟のエライ先生がたは、まったく理解できないのだ。頭が悪いを通り越して、完全に狂っている……。

検診で見つかるガンは、ガンではない

気分で決めてるガンの病理医

そもそもガン治療の始まりである検診が、ペテンの極致。近藤誠医師は、こう断言した。

「現代医学は、ガン細胞の定義をあきらめました」

つまり、ガン細胞には定義がない。しかし、顕微鏡の病理医は送られてくる標本を見て「これはガン」「ガンでない」と判定、患者に告知している。〝定義〟がないのに、どうして病理医は判定しているのか？

近藤医師に質問すると「彼らは〝気分〟で決めている」と仰天回答。

「その証拠に、朝にガンと、判定した同じ標本を、夕方には『ガンでない』と平気で言う」

こんな、きまぐれ判定で、いい加減な「告知」が患者に届けられ、家族は顔面蒼白泣き崩れる。下手な喜劇もまっ青である。

「さらに外科から、『怪しいヤツは、全部ガンにしろ』と指令が来る」（近藤医師）

だから、「グレイゾーンは、すべて〝ガン〟にする」。このように「検診で見つかるガンは、ガンではない。がんもどき。つまり、良性です」（同医師）

欧米でガンでないのに即手術！

近藤医師は、その典型例をあげて説明してくれた。

日本人の前立腺ガンの九八％は、がんもどき（良性）という。つまり、五〇人のうち四九人は、医者に騙されている。そして手術を強要され、半分は尿は垂れ流しとなり、オムツが必要となる。とうぜん、男性機能は永遠に失われる。

胃ガン、大腸ガン、乳ガン、子宮ガン……など、政府が集団検診をすすめているガンで、とくに詐欺判定が多い。医者は「早期胃ガン！　胃切除」と平気で命じる。それは、口内炎と同じものが胃壁にできているにすぎない。欧米では異形上皮と呼び、ノープロブレム。ガンとまったく無関係。無治療で帰される。欧米でガンでないのに、日本ではガンとだまし、胃を切除する。恐ろしい詐欺、傷害の犯罪そのもの。しかし、医者はだれも逮捕されない。

やくざ、ゴロツキより質が悪い

内視鏡で早期大腸粘膜ガンとだまされ、大腸切除される被害者があとをたたない。

たとえば、ポリープなど日本は〝ポリープガン〟と切除手術する。しかし欧米では、やはり高度異形成で、ガンではなく治療の必要もない。

女性は、乳ガン、子宮ガンでだまされる。やはり、口内炎と同じ異形上皮や、たんなる炎症を〝ガン〟と偽られて、乳房や子宮を全摘される犠牲者が、これもまたあとをたたない。

なぜ、たんなる乳腺炎や上皮炎で、乳房や子宮を全摘するのか？

「証拠湮滅《いんめつ》です」と近藤誠医師はキッパリ。「医者はやくざ、ゴロツキより質が悪い」と言い捨てる。

医者を見たら〝死に神〟と思え！

「切る」「叩く」「焼く」気狂い治療

近藤医師が監修している劇画のタイトルは、ズバリ『医者を見たら死神と思え』。これは、メンデルソン博士（前出）が発した警告と同じ。

これら医療腐敗のルーツは、いうまでもなくアメリカにある。

まずロックフェラー医療マフィアは、母国を徹底的に食い散らかした。

同国のガン治療指令本部が、スローン・ケタリング記念がんセンター。背後にロックフェラー財閥がいることは言うまでもない。

この医療組織は「抗ガン剤が免疫系を刺激（破壊）することで、逆にガン細胞の増殖をうながしてしまう可能性を無視している」（マリンズ氏）。

抗ガン剤の正体は、増ガン剤でしかない。

しかし、それがばれたら、目のくらむガン利権が消滅してしまう。

このセンターは、様々な非課税の財団から年七〇〇〇万ドルもの寄付を受け付けている。

常勤の科学者は一三〇人、さらに三四五人もの医師たちが研究に従事している。

「……しかし、彼らがあいも変わらず頼りにしている『切る』『叩く』『焼く』という、コケの生えたような治療法は、何年も前に死んだJ・M・シムズ博士やJ・ユーイングのような『気狂い医者』の治療を思い出させるだけである」とマリンズ氏は手厳しく批判する。

「食事療法はニセ医療だ！」（国立衛生研）

「……同センターの『科学者たち』は、このような高額で、苦痛をともない、しかも、なんの役にも立たない方法に、まるで宗教儀式のように固執しながら、その一方では食事や栄養、ビタミンを使ったさまざまなホリステック（総合的・自然的）な、治療法に対しては、終始一貫して非難・攻撃する高姿勢を保ち続けている」（マリンズ氏）

〝かれら〟が食事療法など、自然な医療を攻撃するのは、あたりまえ。それで、ガンが治ってしまうからだ。ガンを治せぬ虐殺療法の正体があらわになってしまう。

だから、食事療法などの代替医療には、牙をむいて襲いかかる。

「食事療法のみによるガン治療は、ニセ医療の領域である（!?）」

これは、米国立衛生研究所（ＮＩＨ）のＭ・シムキン博士の記述（一九七三年）。

しかし、食事療法など、自然な代替医療がガンを劇的に改善している。それは、まぎれもない事実だ。すると、真正面から太刀打ちできない。

すると、彼らがとる手段は、ただひとつ。政治的に抹殺するか、あるいは物理的に抹殺する。

ガン栄養療法の父と称えられるゲルソン博士は、こうして悲運の最期を遂げたのです。

代替医療を叩き潰せ！　やるヤツは殺せ！

マウスに塗料を塗った詐欺学者

「『ガンに対する戦い』は、ロックフェラー医療独占体制に、完全に支配されている。そのため、ガン研究の助成金は、つねに単なるサギ的研究にのみ支給される」（『医療殺戮』前出）

それは、こう皮肉られている。

「米国ガン協会は、研究者が『私は、決してガンの治療法を見つけません』と、誓約書にサインしたときのみ助成金を支給するのサ（笑）」

まさに、米国のガン研究と治療は、コメディの領域にある。

やはり、スローン・ケタリング研究者W・サマリン博士は「ガンの皮膚移植が成功した」かのように見せかけるために、マウスに黒いマーカーを塗った事実を認めている。

まさに、研究者の堕落も、ここまでくるとグロテスク……。ロックフェラーの苦笑いが目に浮かぶ。彼ら科学者は、目の玉の飛びでるような高額の研究費と給料で医療マフィアに養われている。そして一応、研究しているような素振りで、時間をつぶしているのだ。つまり、ヒマつぶし。だから、マウスに塗料を塗るなど、おてのもの……。

「……科学者が雑誌に掲載させた記事の数値データは、半数以上が信用できない。なぜなら、データを、当の科学者が『正確に測った』と証明する証拠が、どこにも存在しないからである」

（『国立標準局NIST』報告）

　こうしてロックフェラーに飼われた研究者たちは、莫大な研究費を湯水のように浪費して、退屈しのぎの優雅な日々を送っている……。

研究には何百万ドルも出せ！　治療には一セントも出すな！

マフィアが骨抜き米国ガン協会

　ガンは医療利権の中でも、いちばんおいしい。

　日本では患者一人摑まえると、約一〇〇〇万円の儲けになる。アメリカでは、これが二〇〇〇万とも三〇〇〇万ともいわれる。まさに、ガン患者ほど医療マフィアにとって魅力的なエモノはいない。

　さて、アメリカでガン利権の総本山といえば、米国ガン協会である。

一九二九年、ロックフェラー家は、K・D・リトルを同協会の会長に据えた。

しかし、彼は会長職についても、ガンにはまったく興味がなかった。その期間、彼は優生学協会の会長も兼任しており、彼の日々の活動は、ほとんどこちらに費やされた。

一九四三年、リトルは、「自分は米国ガン協会の活動に一セントも使わなかった」と公的に認めている。

ある批評家は、同協会をこう批判している。

「この組織は、国民を無力化させる〝小児的学会〟と呼ばれるべきだ」

つまり、ガン利権は握って放さない。しかし、ガンの原因などは、一切、研究しない。ナルホド……まさに、小児病的である。

ガン対策費は財布、胃袋に消えた

この〝ヤル気のない体質〟は、やはりロックフェラーが支配する研究機関、スローン・ケタリング・ガン研究所にも、根付いていた。

この研究所は、従来から次のようなモットーを掲げていた。

「ガン研究には何百万ドルも出せ！　しかし、ガン治療には一セントも出すな！」

これで、同研究所や米国ガン協会の体質が、ハッキリわかる。

これは、日本のガン学会やガン協会も、まったく同じ。彼らはガンの原因を究明したり、それを治療に役立てようという魂胆は、まったくない。かれらにとっては、ガンの存在こそが、かれらの名誉、地位、利権を保証してくれるありがたい存在なのである。

これは、製薬会社もおなじだ。〝かれら〟は、クスリの売り上げが落ちると、昔から、雨乞いならぬガン乞いの言葉を天に向かって捧げるのだ。

……神様、仏様、ガン様……。

アメリカのある辛口コラムニストは、新聞でこう皮肉った。

「皆さんは米国ガン協会やガン研究財団などのメンバーが『本当にガンを治す気があるのか？』首をひねるはず。ひょっとしたら『自分の組織を存続させるために、ガンの問題が無くなりませんように……と祈っているのではないか』と……」

これを〝メシの種〟という。莫大なガン対策予算も、こうして彼らの財布や胃袋のなかに、消えていく。やはり、治療には一セントも役立たなかったのである。

ガン協会理事は、ズブズブお手盛り金儲け

ていた。

ロックフェラーのお仲間たち

そして……米国ガン協会理事会には、やはりロックフェラーの仲間の面々が、ひしめきあっていた。

同協会は、ガン治療法の探求には、まったくやる気はなかった。

しかし、金集めには異常なエネルギーを投じている。

一九七六年、その金城湯池《きんじょうとうち》ぶりが暴露された。理事のうち、少なくとも一八人が銀行役員であった。ガン研究とは無縁の輩である。そして同協会はこの年、一億一四〇〇万ドルを使っている（一一四億円。一ドル一〇〇円換算）。民間の非営利団体でありながら、協会総資産は一億八一〇〇ドル（一八一億円）に達していた。

そのうち四二％は理事たちの銀行に保管されていた。そして、研究費は二九〇〇人の職員の人件費より少なかった。同協会は、ガン利権を握るため政府機関、国立ガン研究所（ＮＣＩ）を支配してきた。

同協会の七六年研究費予算のうち、なんと七〇％が理事会メンバー関係の「個人あるいは団体」に支払われている。これをズブズブな関係という。あるいは、仲間内のお手盛り……。

ガン協会で二五年間、科学雑誌編集長を務めたＰ・マグラディは、こう漏らし、嘆いている。「……医者は、弁護士につぐ、金まみれの腐敗した職業に成り果ててしまった。米国ガン協会の標語は『検診と小切手でガンを管理せよ！』だが……協会は、『ガンを抑制していない』。だから、これはウソっぱちだ」

貧者が施す相手は大富豪！

つまり、協会は「ガンを予防する方法、患者を治す方法など、知ったことではない。逆に、それどころか、革新的な治療法には道をふさいでしまうのだ」（マリンズ氏）。

そして、協会予算は、寄付金を得るため最高の〝芝居〟を見せる研究者の懐に入る。

あるいは、「寄付提供団体のなかに、友人がいる科学者」の財布に入るのである。

皮肉なことに、同協会の〝ガン撲滅〟スローガンを信じて「貧者の一灯」の献金をする心優しい市民も多い。その純粋のたましいのひとびとが、この腐敗と詐欺の事実を知ったら卒倒するであろう。

「……一般大衆が〝施し〟を与えている相手は『大富豪たち』なのである。富豪たちは、集まった寄付金を、自分や友人たち、好んで利用する非課税の団体で、どのように山分けするかを心得ている。このような非課税団体は、多くの場合、寄付金を受け取る資格のない身内に金をわたすための隠れ蓑《みの》になっている」（『医療殺戮』前出）

まさに「ガン対策」「ガン戦争」……などは、ヒットラーが大衆を欺く手法となんら変わりはない。つまりは、米国ガン協会の正体は、大衆〝洗脳〟装置であり、資金〝洗浄〟装置でしかなかった……。

「……ガン協会理事たちは、ニューヨークの『特権階級』つまり『ジェット族』の中から選ばれる。これは、自家用ジェット機で世界各地の保養地、行楽地巡りをする超有閑族のことである。小説家のT・ウルフによって『上流階級の過激派』と茶化された、流行最先端のパーク・アベニューに群がる連中である」（マリンズ氏）

まさにかくのごとく、米国ガン関連機関、団体は腐食の限りを尽くしていた。

スケープゴートを襲え！　凶暴な番犬を放つ

「ニセ医療対策委員会」の狂犬を担う

以上――。米国のガン関連組織は、ことごとく集金装置に成り果てていた。そのことが、おわかりと思う。はやく言えば、〝ガン撲滅〟アドバルーンを高く揚げただけの詐欺集団だった。

つまりは、犯罪者グループ……まさに、かれらには、米国ガン・マフィアの称号がふさわしい。

そこはニセ医者、ニセ研究者たちの巣窟である。

しかし、〝かれら〟詐欺集団は自らの正体がばれるのを恐れ、外にスケープゴートを求めた。

そして、ヒトラー政権下の秘密警察ゲシュタポに等しい組織をつくりだした。

それが「医療情報統制協議会」（ＣＣＨＩ）である。

この〝秘密警察〟は、無効・危険な医薬品を大量販売している製薬会社を守る忠実な番犬となった。

そして米国医師会は、この狂犬をまったく無実の人々にけしかけた。

一九六四年、同医師会は「ニセ医療対策委員会」をつくりだし、それを下部組織とした。

ここが、狂犬を放つ〝犬小屋〟となった。最初に襲わせたのがカイロプラクティック（脊椎矯正療法）の療法士たちである。

「……この委員会の元来の目的は、全米のカイロプラクティック療法士をすべて撲滅することにあった。当時、彼らは、全米第二の規模の医療組織だった」（マリンズ氏）

〝かれら〟は、この有効な代替医療である「整体療法」を、「ニセ医療だ！」と名指しして、獰猛《どうもう》な番犬を放ったのだ。

深夜、武装警察が薬草屋を襲撃

続いて、〝かれら〟はガン代替医療も襲撃した。

それは、果物から抽出される抗ガン物質（シアトリル）。一種のハーブ療法で、副作用もなく、効果は素晴らしかった。しかし……。

「……ガンで儲けている製薬会社は、抗ガン剤から莫大な利益を得ていたため、これと競合するいかなる商品に対しても、極度に神経を尖らせ、ライバルを脅迫するために『手入れ』をするよう政府機関に依頼した」（マリンズ氏）

ここまで露骨だと、ハリウッドの犯罪映画を見ているような気分になってくる。

しかし、それは映画さながらに展開された。

「……政府職員による襲撃は、たいてい夜中に行われた。連邦捜査官は武装した特別狙撃隊（SWAT）と共に、店に押し入って、年老いた婦人を逮捕し、薬草茶の在庫を押収した。こういった主婦や定年退職者の多くは、わずかばかりのビタミン剤や、健康食品を隣近所や友人に儲けなしで販売していた。彼らには、製薬トラストの単なる操り人形にすぎない政府機関の一群を相手に、裁判で争うだけの資金もなかった。たいていのばあい、被害者は、持ち家や、コツコツ貯めてきた貯金など、差押え可能な財産を失った。このような結果になったのは、彼らが医療独占体制を、脅かしたためである」「被害者のほとんどは、自分たちを抹殺したのが、ロックフェラー独占体制であることに今日でも気づいていない」（『医療殺戮』）

地球をハイジャックした〝双頭の悪魔〟一族

ワクチン、フッ素、輸血、点滴…

メンデルソン博士は、ロックフェラー支配体制に、真っ向から立ち向かった数少ない医師だ。

「医学の神は〝死神〟で、病院は〝死の教会〟」と告発した有名な言葉で知られる。

それほど、悪魔的な現代医学を嫌悪していた。

博士は、この〝死の教会〟は四つの「聖水」を、哀れな信者（患者）に捧げている……という。本来、キリスト教会での「聖水」は、神の恩寵の象徴である。しかし、〝死の教会〟の司祭〝死神〟が授けるのはいうまでもなく、毒水である。

四つの「聖水」ならぬ毒水の正体は、**（1）ワクチン、（2）フッ素水道水、（3）輸血と点滴、（4）硫酸銀……**。

博士は、これら毒水を「使ってはならない」と批判している。

「……注目すべきは、危険性への警告や、反対意見をすべて無視しながら、これら四つの『聖水』をすべての米国民に義務化するために一九世紀の全期間にわたって、奮闘したのが、ロックフェラー財閥であった、という事実である」（マリンズ氏）

アメリカを支配する暗黒勢力

イヤハヤ……と長嘆息、天を仰ぐしかない。

このように、アメリカ医学界を完全支配し、完全腐敗させたロックフェラー一族の悪行は、掘っても掘ってもイヤになるほど出て来る。読者も呆れれば、書いているわたしも、呆れ返るばかりだ。どうして、これまでの悪事が、天下堂々とできたのだろう？

その回答を、マリンズ氏は著書『新版　カナンの呪い』（成甲書房）で明かしている。

つまりは、「アメリカの首都ワシントンが暗黒勢力に完全支配されている」からなのだ。

その命名の祖となった初代大統領ワシントンが国際秘密結社フリーメイソンの指導者であったことを、忘れてはならない。

そのアメリカの腐敗ぶりをマリンズ氏は、明解に抉《えぐ》っていく。

「……悪魔はびこるヴァージニア州は〝小型ビザンチン帝国〟と化し」「州知事という政治屋がロスチャイルドの手先となって奔走している」「公務員人事すべてに必要とされるフリーメイソンの承認」「非メイソンは敗訴必至、それがアメリカの裁判制度だ」「他の誰を騙しても、守らねばならないメイソンへの忠誠」……そして、メイソンなら「州知事の座も、アンティーク家具より安く買える」のだ。

自由と民主と正義（？）の国であるはずのアメリカが、ロックフェラー、ロスチャイルドらの悪魔的な手に落ちてしまったのか……？

それは「選挙、税金、利権、あらゆる権力がメイソンに操られているから」とマリンズ氏は断言する（『新版　カナンの呪い』第8章）。

〝かれら〟は、英国王室を、フランスを、ロシアを、そして新興国アメリカを建国し、今に至った。そして、最後に地球全体をハイジャックした。

そのトップに君臨するのが、〝双頭の悪魔〟の一族というわけだ。

さて――。

〝かれら〟一族は、ほんとうにハッピーなのだろうか？

第5章

ロックフェラーはクスリを飲まない、医者にかからない

——英国王室など、超セレブは自然療法、菜食があたりまえ

弾圧した代替医療ホメオパシーを受けている！

薬を拒絶、医者も信用しない

これまで、医療マフィア、ロックフェラー財閥の悪行を明らかにしてきた。

そのロックフェラー一族が、クスリを飲まない！　医者にかからない！

あなたは、耳を疑うだろう。さらに菜食主義で、食べるのは無農薬の有機野菜のみ。

おまけに、水道水も飲まない……！

あれほどクスリと医療で巨万の富を築いたご当人が、薬も医者も、まったく身近に寄せ付けない。

あれほど農薬と遺伝子組み換えで暴利を貪った一族がオーガニックのベジタリアンとは！

これら事実を裏付ける証拠・証言は多い。

たとえば、内科医、内海聡医師は、呆れながらも告発する。

「……ロックフェラー一族の暮らしぶりが明らかになっているが、かれらは、医薬品を一切信用せず、薬は絶対飲まない。近代医学の医者たちも、いっさい近付けない」（同医師、ブログ

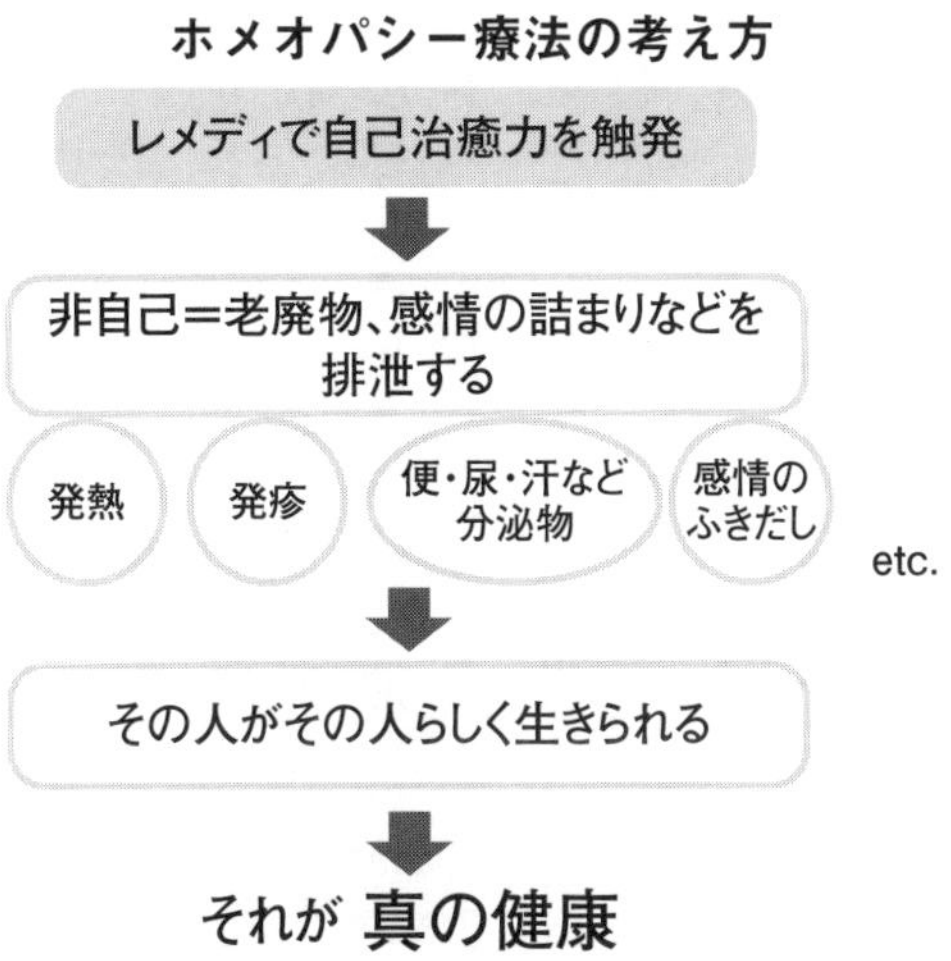

より）

さらに……。

「彼らの主治医は、ホメオパシーの専門医たちなのだ！　人類に投与した暴利を上げた医薬品を、いっさい拒絶、そして医者も信用しない。そして、弾圧してきた代替医療を一族は受けている。〝家畜〟に施す治療法（薬物療法）を飼い主が受けているわけには、いかない……というわけだ」（共著『血液の闇』三五館）

ここでいう〝家畜〟とは、彼らが〝飼っている〟人類のこと。つまり、国際医療マフィアにとって、彼らが暴利を上げている医薬品という化学毒は、家畜の最後の屠殺用というわけです。医者も家畜の屠殺人だから、一族の身近に近付けないのも、当然です。

表では攻撃、裏ではコッソリ受診

ちなみにホメオパシーは、超微量の自然薬（レメディ）を与え、自然治癒力を高めて病気を治すのが特徴。副作用はいっさいない。

「……S・ハーネマン医師（一七五五〜一八四三年）が提唱。病気を起こしたものと同種の毒性のない物質（レメディ）を処方することで、体の免疫機能を活性化させ治療する方法。われわれの時代にとっては、より重要といえよう。今日でも、英国のエリザベス女王をバッキンガム宮殿で治療しているのは、ホメオパシー医学の医師である。しかし、米国では医学団体がホメオパシー医学の信用を傷つけ、撲滅する運動を猛烈に展開しつづけている」

そのホメオパシー攻撃を指揮し、先頭に立ったのがロックフェラー財閥である。

そうして、ロックフェラー一族は、裏では密かにホメオパシー医療のみを、受けていたのだ。なんと卑怯な連中だろう。恥を知れ！　と言ってやりたい。

つまり、〝かれら〟は「ホメオパシーは効果がない！」と表では猛烈に攻撃しながら、裏では「素晴らしい効果を認めて」コッソリ受けていたのだから……。

長生きの秘訣は「薬を飲まない」こと⁉

現代医学に対して不信感とは……

著書『世界医薬産業の犯罪――化学・医学・動物実験コンビナート』で、ロックフェラー一族が薬も医者も拒否している衝撃事実を明らかにしたのがハンス・リューシュ氏。

「……しかし、（ロックフェラー家の）父親も、息子も、主治医としていたのは、ホメオパシーの医師で、その長寿と健康は合成医薬品を決して使わなかったおかげと、考えていた。（＊D・ロックフェラー一〇一才！　中略）ロックフェラー父子は、現代医学の発展のために多額の資金を提供し続ける一方で、現代医学に対して、基本的に不信感を持っており、ホメオパシー医師、H・F・ビガー博士を主治医としつづけた。その言行のギャップに戸惑わされた人が、少なからずいた」（P188～189）

「……いちばん面白かった箇所が、ここです」と、ブログで紹介されている。（『スロウ忍ブログ』2012年8月21日）

タイトルは『ロックフェラー長生きの秘訣は薬を飲まないこと』

「わははははは……自分の会社で作った薬は自分で使いません！　って、ことですね。現代医学は、ロックフェラー様の支配下にあることは、知っているひとなら、だれでも知っていることですが、その大ボスさんたちは、当然、自分たちが、売っている商品を信じていない」

「え……？　信じられないって。でも、その辺の農家だって、自分たちが食う作物には絶対農薬かけないでしょ？　それと何が違うんですか？　悪どさのスケールを一万倍くらいにしただけですよ」

「こうしてみると、最近ホメオパシーがいじめられているのは、優れているからかもしれないな。ちゃんと調べていないから、責任とれないけどさ」

「しょせん、多国籍製薬会社が作り出すワクチンや、医薬品は、〝洗脳〟された奴隷たちから富を搾取するための商売道具にすぎないということだな」

「『世界医薬産業の犯罪』（前著）をずっと探していて、ようやくある図書館で見つけた。期待にたがわず、なかなかいい本でした。これが、かんたんに見つからないのは、なにか『大きな力』が働いているのか？　というのが正直な感想です」（同ブログ）

気づかないと一生家畜のまま

　このブログ氏は、医療マフィアと結託した政府にも怒りを向けている。

「日本政府は、血税を使ってワクチン接種を無料化したり、マスコミにワクチン接種を煽らせたり、自治体にワクチン接種を推奨したりしている。そういうことに血税を使うことだけは、積極的である。まぁ、ワクチン接種を推奨している政治家・官僚どもは、皆、多国籍企業の手先と考えてまちがいないだろう」

「その無駄なカネを、国民に直接配ったら、どれだけ日本経済が復活することだろう」

「残念ながら、今の日本政府は、売国政治家・売国官僚に乗っ取られており、彼らは有色人種の人口削減を企むビルダーバーガーに命令されるがまま、日本人の『人口削減』を忠実に実行しているのだ。このことに気付かぬ国民には、明るい未来はないだろう」

「『健康保険制度のおかげで、国民は素晴らしい医療が受けられるんだよ～』なんて言葉に騙されて健康保険税をガッポリ盗られて喜んでいるようでは、一生、家畜のままだよ……」

　異議なし……というほかない。

これは、もはや壮大な喜劇である

自分は受け他人に受けさせず

「……97才まで生きたJ・D・ロックフェラーは、ホメオパシーを『積極的で進歩的な医療手段』と絶賛していた。しかし、一方で、弾圧し、アメリカの一般大衆には、一切、使わせなかった」（ブログ、山崎淑子『生き抜くジャーナル』要約　2012年2月17日）。J・D・ロックフェラーは、一〇一才。驚くほど長命です。その源泉がホメオパシー医療なのです。

自分たちは、ホメオパシーで健康、長寿を謳歌していながら、一方で「ホメオパシーはインチキである」と米医師会などを通じて徹底弾圧し、アメリカ大衆には「騙されてはいけない！」とやった。まるで、喜劇のコント……。

ビートたけしさんに討論番組『TVタックル』あたりで、取り上げてもらいたいくらい（当然、無理か？　苦笑）。

米医師会を使い徹底弾圧

具体的には、米国医師会は一八六〇年から二〇世紀初めまで、その「倫理規定」にこう定めていた。

「……医師会員は、ホメオパシー診療を行う医師に相談してはならない。ホメオパスを受診している患者を治療することも許されない」

つまり、「ホメオパスを受信する」ということは起訴に値する「罪」だった。

一八八一年、ニューヨーク州の医療機関が、ホメオパシーを行う医師にも医師会会員資格を認めた。ただ、これだけでニューヨーク州医師会は、まるごと米国医師会から追放されてしまった。復帰が認められたのは、なんと二五年もたってから。

弾圧は、それだけではない。オハイオ州立大学は一九一四年、ホメオパシー医学を教える学部を設立した。一九二〇年、ホメオパシー医学部に付属研究所を設立するため資産家ケタリングは一〇〇万ドルを寄付した。すると、米国医師会が同学部閉鎖を通告。「ホメオパシー医学を教えれば医学認定剝奪もありうる」と警告した。この圧力に屈し、同大学はケタリングに寄付金を全額返却し、ホメオパシー医学部閉鎖に追い込まれた。

むろん、これら弾圧を陰から差配したのがロックフェラー財閥であることは、いうまでもない。

はっきり言ってすごい人たち

――以下、同ブログより。

「……ロックフェラーやロスチャイルドなどは、自らには健康で有効なホメオパシーを使っておいて、一方で、集金企業であるビッグファーマ（グローバル製薬大手）や医療産業コングロマリットにマイナスになるから……と、米国民がホメオパシーを利用することに対して、徹底弾圧した。はっきり言って、すごい人たちですね。『THRIVE』の日本語版を、今回、視聴しましたが、徹底的に〝かれら〟の手口を暴いていましたね。日本でも、この映画を一〇〇万人、いや一〇万人でも観れば、世の中が変わるだろうか？

『THRIVE』の中では、代替医療の弾圧も、ワクチンやGMO（遺伝子組み換え作物）による断種、人口削減計画まで触れていたから……」

ここで触れられている『THRIVE』は、全世界の闇に鋭い光を投射しており、まさに未来を拓く希望の光といえます。何をさておいても、まずアクセスすべきです。

呆れた、驚いた、許せない……ネットは騒然

医者は治せない〝毒〟の薬を出す

「ロックフェラーはクスリを飲まない」

この衝撃事実は、マスコミにはいっさい載らない。流れない。メディアが、〝闇の勢力〟に完璧支配されているのだから、あたりまえだ。

だけど、ネットでは批判、驚きが飛び交っている。

▼「ロックフェラーやロスチャイルドは医薬品を一切使わない」

（gooブログ『紙幣の不思議2』2015年4月15日）

医療利権の源泉は、ロックフェラーやロスチャイルド。現代医学の神は死に神である。

「……〝彼ら〟は米国の医療をナチュロパシー（自然療法）やホメオパシー（同種療法）から、無理やりにアロパシー（対症療法）へと変更した。（中略）かれらは、医薬品を一切信用せず、薬は絶対に飲まない。近代医学の医者たちをいっさい、近付けない」

現代医学とは、一体、誰のために、何のために、あるのだろうか？

葉加瀬小太郎（26　大阪　会社員）

▼『庶民だけが、薬を飲み、薬中毒になり、お金持ちに貢ぐという悲劇』（『新発見ＢＬＯＧ』）

「……私、薬は『百害あって一利なし』ということを聞いていたので、薬を一切飲まなくなってから、すでに一〇年以上たちます。正直、ほんとうに病気にならない体になりました。昔は、胃腸壊したり、風邪をひいたりしてたんですけど、今は、すこぶる丈夫で、この一〇年、生カキ食べて当たった以外は、風邪や病気で寝込んだことないです」

「先日、東洋医学のお医者さんとお話している時、『薬を飲まない』ほうが、健康になるねという話になったんですが、そのときに衝撃的なことを聞きました」

「そのお医者さんが、キッパリと『ええ、そうなんですよ。私のところにくる製薬会社の営業マンさんや研究員の方とか、何人か診ているんですが、彼らは家族みんなクスリを飲まないって言っていましたよ』」

▼『薬を作るお金持ちが、クスリを避けて稼いでいる……おかしな世の中の仕組み』

「医者と薬の関係は、切り離せないですが、これはまた衝撃的な記事を発見。崎谷医師も、はっきり『99・999%の病気は、現代医療で治すことができません』と断言していました。（詳しくは、『なかじまきよはるの部屋』のサイト）「医者は、病気を治せないのに、治せない〝毒〟

の薬を出すだけ、ってことですよね？　なんか理解不能に……。じゃあ、医者ができることって診察して症状から医学界の中に存在する病名を探して、合っていると思われる〝効かない毒薬〟を出してるってこと？　これって、無責任……！　製薬会社によって新しい薬が開発されていますが、これは何のためなんでしょう？　やっぱり金（怒）！　じっさいは、治せないって、わかっているのに、石油でできた〝毒薬〟の開発に夢中になって、儲けるだけ儲けるってことなんですよね」

「でも、たしかに、その薬を作っている製薬会社の人達や、その製薬会社を牛耳ってお金を儲けている大富豪、エリート富裕層は、薬なんぞのんでいないことを知って、『納得』の一言でございました」

▼『カラダの病気も、治すのはあなたの免疫力！』

「石油王ロックフェラー・ファミリーは、絶対、薬を飲みません。世界の医療を二〇〇年にわたって独占して、巨大な利益をあげたロックフェラー一族は、絶対、薬を飲まない……。なぜ、飲まないのでしょう？　薬は、病気を治したり、健康にするのではなく、不快な症状を押さえるもの、ということを知っているからです。ロックフェラー・ファミリーは、現代医学の医者を一人も近寄らせません」

「『現代医学は病気を治せない』ということを、良く知っているからです。ロックフェラー・ファミリーが自分に近づけるドクターは、ホメオパシーの医者。それ以外は、絶対、近付けないのです。なぜか？　ホメオパシーをはじめとした古来からの医療が、有効性が高い、ということを、彼らはちゃんと知っているからだ」（医療法人、弘鳳会　専門医のコラム）

その他――。

〝闇の支配者〟とホメオパシーの奇妙な関係に、ネットは疑問符だらけです。

（ブログ『ケミカルフリーな暮らしと子育て術』岩澤一千乃）

▼なぜレメディを売らないのか？

「……世界トップ製薬会社のロックフェラー家では、仕事でクスリを売っているのに、自分たちの身体には、ホメオパシーをとりいれています。かかりつけは、ホメオパシー医なのです。ロックフェラーは、西洋薬を作るシステムや販売網があるのに、どうして、〝かれら〟自身が愛用するホメオパシーのレメディを売らないのでしょうか？

（ロックフェラー家の一員になったつもりで妄想してみました！）

ロックフェラー父子は、現代医学の〝発展〟のために、多額の資金を提供しつづける一方で、現代医学に対して基本的に不信感を持っており、ホメオパシー医師H・F・ビガー博士を主治医としつづけた。

『ホメオパシーは、かんたんに病気を治癒へと、サポートしてしまうからな……』『みんなが、かんたんに治ってしまう』『リピート客になってもらえんゾ！』『ホメオパシーレメディは消費期限がないんだよな！』『使いそびれがない分、儲けにつながらない！』『レメディ自体がそもそも安い。安く生産できては困る！』『砂糖玉レメディは物質が含まれないので材料費がかからない！』……ｅｔｃ」

つまり、医療マフィアがホメオパシーを医療利権にしようにも、不可能！

なぜなら……「安いものに利益をのせるのは、高いものに利益をのせるより、むずかしい」。

つまり、商売にならない。

▼病気が治ってもらっちゃ困る

なら、自分たちだけ、こっそり利用すればよい。

無知で愚かな大衆は、政府、教育、メディアで〝洗脳〟して、クスリ漬け医療に囲い込んでおけ！　という作戦なのです。

「……世界では西洋薬が浸透していて、税金補助もあるので、おいしいんだよな！　おいしい市場に本当に役立つレメディか入ったら、西洋薬は売れなくなる。ここが、一番、大事かもしれない。『多くの人々に西洋薬の副作用で心身の力を落としてもらいたいんだ。』『リピートして一生、薬を買い続けてほしい』そうして『自分たちは、ホメオパシーで効率よく、心身の力を保つ』『ホメオパシーで、安定した健康と精神、明晰な頭脳を持ちつづける』『そうすれば、未来永劫、世界のトップに君臨し続けられるからね』……」。メデタシ、メデタシ（拍手?·）。

英国王室も一〇〇年来ホメオパシー正式採用

〝闇の支配者〟は薬を飲まない

「……イギリスでは、エリザベス女王をはじめ、英国王室の主治医が、ホメオパスであることが有名です。英国王室のホメオパシーによる健康管理は、一〇〇年以上の歴史があり、ロンドンには『王立ホメオパシー総合病院』（二〇一〇年に名称が変更、王立総合医療病院）があるほどです。貴族がホメオパシーを好む理由として、梅毒が蔓延した時代に、ホメオパシーによって治癒できた、という背景があるといわれています」

「ガンジーがホメオパシーを最良の医療としたこと、そして、マザー・テレサも多くの国民を救う療法として支持していました」（『海外のホメオパシー事情』より）

クスリを飲まない。医者を近付けない。それは、ロックフェラーだけではない。英国王室も、現代医学をまったく信用していない。だから、エリザベス女王以下、英国王室一族は、代替医療ホメオパシーの医師（ホメオパス）しか、近付けない。

英国王室は、一〇〇年前からホメオパシーを正式に採用している、という。

いうまでもなくロックフェラーも英国王族も、国際秘密結社フリーメイソンの中枢一族。つまり、人類を支配してきた氏族にとって、危険な化学毒のクスリを飲まないのは、あたりまえ。病気を治せず、患者を殺すだけの、現代医学の医者たちも、近付けないのもあたりまえ。フリーメイソン三三位階ピラミッド最上層を占めるのが一三氏族。

これら支配ファミリーは、やはりロックフェラー、英王室同様、クスリは飲まず、医者は近付けず、ホメオパスのみを受け入れている。それは、まちがいない。

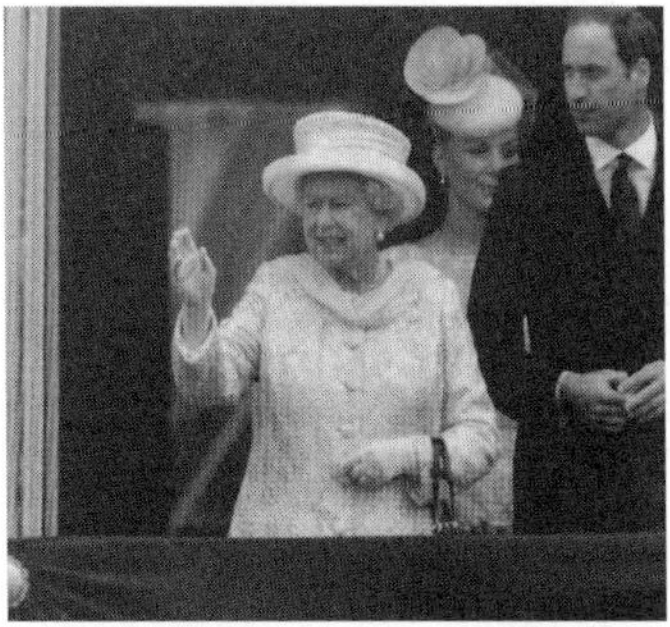

エリザベス2世（1926年～）現在95歳！

「薬を飲まない」のが誇りとは！

「……代替医療について、色々調べてみると、見えてくるのは、どうも一般大衆には、根本治療ではなく、対症療法をすすめ、自然薬ではなく、石油から作った薬をすすめた人たちは、自分たちだけは、ずっと自然療法をメインにしてきたようです」

「エリザベス女王をはじめ、イギリス王室では、主治医は一〇〇年来、ホメオパス（ホメオパシー療法医）であることは、有名です」

「ジョン・D・ロックフェラーも、自然食主義者で、諸悪の根源となるロックフェラー医学研究所を、設立しておきながら、自分は『薬を飲まない』というのを誇りにしていたようです」（ブログ『新生ガイア　自然大好き』）

つまり、一般大衆は詐欺に騙されクスリ漬け。支配層は真に安全な自然療法。

じつに、わかりやすい構図です。

コレラ死亡が三分の一に激減

「……ホメオパシーの有効性を示す典型的な事件は、英国で一八五四年にコレラが大流行したときに起こった。記録によると、この大流行の期間中、ホメオパシーの病院では死亡率がわずか一六・四％だったのに対し、正統派医学の病院では五〇％であった。しかし、この記録はロンドン市の衛生局によって、故意に隠蔽された」（『医療殺戮』前出）

つまり、ホメオパシー医療は感染症死を三分の一に激減させることが立証されたのだ。

そして、ホメオパシーには副作用がいっさいない、という長所もあった。

そのため一九世紀のあいだに、ホメオパシー医療は欧米に急速に広がっていった。

多くの開業医が同療法の提唱者ハーネマン博士が著した教科書を熱心に読み、その治療法を取り入れていった。こうして一八四七年、米国医師会が発足した当時、ホメオパシー医者の数は、アロパシー（薬物療法）の医師たちの二倍以上もいたのである。

「……しかし、ホメオパシーの医者たちは、各自が独立しており、実際に、開業医が多かったため、アロパシー医学からの一斉攻撃に対して、十分な準備ができなかった」

「米国医師会は、初めからアロパシー学派と言う、単なる同業者の集まった圧力団体であり、競合相手のホメオパシー派の医師たちを妨害し、廃業に追い込むという目的のために結成されたことは明らかであった」（マリンズ氏）

そうして、〝かれら〟は、真に患者を救う医療であるホメオパシー医療を、一九〇〇年代までに、叩き潰すことに成功したのである。

ベッカムもボルトもセレブは皆ホメオパシー！

有名歌手、ハリウッド女優など

現代医学を避けて、ホメオパシーを利用しているのは〝闇の支配者〟たちだけではありません。富裕層やセレブたちにとっては、もはやあたりまえ。一覧表に目を通していただきたい。

（『新発見ブログ』より）

▼ホメオパシーを愛用する有名人やセレブたち

■政治家部門

エイブラハム・リンカーン（第一六代アメリカ合衆国大統領）
ビル・クリントン（第四二代アメリカ合衆国大統領）
※この他にも、歴代大統領は九人ほどいる
マハトマ・ガンジー（インド、政治指導者。弁護士。宗教家）
トニー・ブレア（元英国首相）

※その他、英国王室メンバー全員

■スポーツ部門

ウサイン・ボルト（ジャマイカ、短距離スプリンター）
デビッド・ベッカム（イギリス、サッカー選手）
マルチナ・ナブラチロワ（チェコ共和国、プロテニス・プレーヤー）
ボリス・ベッカー（ドイツ、テニス・プレーヤー）
※他、多数

■ハリウッド・スター部門（男優）

オーランド・ブルーム
マイケル・ケイン
トビー・マグワイア
マイケル・ヨーク　……など多数

■ハリウッド・スター部門（女優）

マレーネ・デートリッヒ
キャサリン・ゼタ゠ジョーンズ
エリザベス・テイラー
ナオミ・ワッツ
ジェニファー・アニストン
パメラ・アンダーソン……など多数

■音楽部門

ポール・マッカートニー
ジョージ・ハリソン
ヴァネッサ・ウィリアムズ
ティナ・ターナー
ポール・ロジャース

アクセル・ローズ……など多数

■番外部門

ジョン・ロックフェラー（米国、実業家・大富豪）
カール・ラガーフェルド（ドイツ、ファッションデザイナー）
モネ（フランス、画家）
ルノワール（フランス、画家）
ベートーヴェン（ドイツ、作曲家）
ショパン（ポーランド、作曲家）
ワーグナー（ドイツ、作曲家）
コナン・ドイル（イギリス、作家）
ドストエフスキー（ロシア、小説家・思想家）
その他、ヨーロッパ諸国の王族・君子

「……どうですか！　歴史ある自然療法だけに、昔の超有名人から最近の有名人まで、幅広く使用されているではないですか。でも、それだけ日本でも有名なのに、日本では決して大きく取り上げられないですね〜。どうしてでしょう? 単純な発想だと、『自分の好きな(憧れている)人が使っているんだから、怪しくない、きちんとした自然療法の一つなんだ』とホメオパシー療法に多くの日本人が注目してしまうから、公に広がるのを阻止する圧力が⁉ と、考えてしまいますよね。二〇〇八年と、ちょっと古いですが、今から七年前のマーケティング・リサーチ会社の結果では、すでにブラジルでは五八%、フランスでは四〇%の国民がホメオパシー療法を信用している……という結果です。スイスでは現代医学療法よりも効果的であり、安全で、経済的な選択療法であるという認識にまでなっているようです」(同ブログ)

たとえば、英国サッカー界スーパースター、デビッド・ベッカムもホメオパス医師にかかっていることは有名。陸上金メダリスト、ウサイン・ボルト選手も薬は飲まない。医者にはかからない。かかるのはホメオパシーのみ。彼のホーム・ドクター、ミューラー・ウォルファート医師は、ホリスティック治療医師として有名。ホメオパシー・レメディが治療の中心という。

骨折など早期回復にレメディを使用。ボルト選手の信頼を得ているのは、不安や緊張をレメディで解消し、本人の実力を一〇〇%発揮させるからです。そして、ホメオパシーは薬物ではないためにドーピングにならない。これも一流スポーツ選手に好まれている理由でしょう。

その他、ホメオパシー利用者は、グラミー賞受賞、女性歌手ティナ・ターナー、ハリウッド女優シンディ・クロフォードなどが有名。ジャズ・ミュージシャン、ディジー・ガレスピーは言う。

「一生に二つ驚いた発見があったぜ。一つはビー・バップ。もう一つがホメオパシーさ（笑）」

このように、スポーツ界、芸能界、さらにハリウッド・セレブたちにホメオパシーは広がっています。それは、富裕層に現代医療への不信、恐怖が根付いていることの証しでもあります。

ここでも、真実から取り残されているのは、何の情報からも取り残されている貧乏な庶民大衆なのです。

海外で急速に加速する代替医療への波

ホメオパシーだけではない

海外では、急速に現代医療ばなれが、進んでいる。

そして、代替医療への関心が急速に高まっている。

医療費は爆発的に伸びているのに、病人は減らない。それどころか、こちらも爆発的に増えている。これは、医療がまちがっている……。だれでも気づく。

ようやく、世界のひとびとは、長い〝洗脳〟から解けはじめている。

大きく遅れているのが、日本です。医者のいうこと、クスリ屋のいうこと、マスコミCM、なんでも信じて、疑うことを知らない。そうして……その先に待つのは、検査漬け、クスリ漬け、医原病、そして医療過誤による無残な死です。日本人も目覚めるときです。

海外の代替医療への関心をみてみましょう。

■フランス 薬局では、医師の処方箋なしでは、風邪薬すら買えません。しかし、ホメオパシー治療薬レメディは、気軽に購入できます。そのため、家庭の応急処置用「常備薬」として、ごく日常的に利用する家庭が多い。

あるホメオパス医師によれば「フランス医療全体の三〇％は、すでにホメオパシー医療」という。医師国家試験に出題される代替医療はホメオパシーが最も多い。利用者数は、一九八二年：一六％、一九八七年：二九％、一九九二年：三六％……と急増している。さらに、その他の代替医療、鍼灸、オステオパシー（整体療法）、カイロプラクティックも、医師によって患者に施術されている。

■アメリカ　代替医療に関心が高まる。「代替医療を科学的に調査すべき」という方向に向かっている。全米、医学校一二五校のうち、七五校（六〇％）が、代替医療に関する講義（一二三コース）を設置している。

■イギリス　英国王室の主治医には、代々ホメオパシー医師がいる。チャールズ皇太子も国家レベルの「代替医療研究・五か年計画」を発案している。

■ドイツ　すでに二〇〇三年時点で、主要先進国中、もっとも代替医療を活用している。さらに、医学生にとって、自然療法の知識は必須とされている。

（『海外のホメオパシー事情』Holistic Centre Sora　本当の自分探しょより）

「医」は算術、さらに殺人術に堕落した

燃え上がる市民の怒り

代替医療を激しく攻撃しながら、裏ではちゃっかり受けていた。

ロックフェラー一族の厚顔無恥、二枚舌ぶりには、あきれます。

また、これら代替医療の真実を伝えない政府、マスコミも堕落しています。

「お上は国民の健康を守ってくれない――」

「危険な薬と食……医は仁術から金貸しに支配され算術になった……」

ネットには、市民の怒りの声が満ちています。

「……最近、医療について、いろいろ調べているのですが、命を奪い、金を奪う、とんでもない業種になり下がっており衝撃を受けています」

「昔は、『医は仁術』と言われ尊敬される業種でしたが、なぜ現代医療は『算術』と呼ばれるようなことになってしまったのでしょうか？」

「これは、いつから医療が変化していったのか？　紐解いていけば、見えてきます」

（『blog nihon-syakai.net』）


いつから、医療は堕落したのか？

危険な化学薬品で巨万の富

まさに、ロスチャイルド、ロックフェラー両者こそが、国際医療マフィアという〝称号〟にふさわしい。マフィアとは、原意は「アメリカ最大の犯罪組織」のこと。それから転じて「一定の分野・事業での利害を共にする有力者の集団・閥の意味」となった。

わかりやすくいえば、法を犯して、多数の生命と財産を奪って巨万の富を築きながら、法の裁きを受けない犯罪組織のことです。

〝かれら〟がばらまく〝特効薬〟と称する化学薬品も詐欺と殺人の道具にすぎません。

「これらの化学薬品には、多くの副作用があり、肝臓や心臓、腎臓その他の臓器を傷める可能性があった……」「危険な医薬品を常に製造し、販売しつづけていれば、宿主（人類）から振り払われることはない、と〝かれら〟（寄生体）は確信している」（マリンズ氏）

〝洗脳〟され死を待つ大衆

〝かれら〟は、すでに、世界の医療利権のほとんどを掌握しています。圧倒的な資金力、情報力、さらに軍事力によって、大半の国家はその支配下にあります。アメリカという国家ですら支配されているのです。アメリカの実質、属国の日本が、その完璧な支配下にあるのは、あたりまえです。

〝かれら〟は政府も、医学教育も、マスメディアまでも、圧倒的に制圧しています。そうして、テレビや大新聞を通じて巧みな情報操作で、日本の国民の〝洗脳〟を行っているのです。

全米の死因一位は医原病七八万人

いる。

フリーメイソンなど〝闇の支配者〟を告発し続けている国際秘密結社ジャーナリスト、ベンジャミン・フルフォード氏も、著書『人殺し医療』（ＫＫベストセラーズ）で痛烈に批判している。

病気を金に〝悪魔の錬金術〟

そもそも医療とは……「病気を金に換える〝悪魔の錬金術〟であり、医療マフィアは『死の商人』」と断罪。さらに「患者の命は〝金のなる木だ。死ぬ前に、あるだけはきださせろ！病人が足りなければ、病人をつくれ！　死ぬまで薬漬けにして、最後の金貨一枚まで搾り取れ！」と、悪魔たちのかけ声を暴く。

彼の告発は、まさにそのとおり。なぜなら現代医療そのものが、すでに「マフィアが支配するメディカル・システム」に堕落しているからだ。

その悪魔の筆頭が、ロックフェラー財閥である。フルフォード氏の指摘は、ユースタス・マリンズ氏とまったく同じ。

「国際医療マフィアは、人間の生き血を啜る。それが金融マフィアの裏の顔。患者の命をもてあそび。『薬』と称して『死』を売りさばく。『医療』と称して、大量殺戮に手を染める――」

その痛烈な告発は、完全にマリンズ氏の『医療殺戮』（前出）と重なる。

医者が殺しても〝心不全〟とは

かれは、同書で「全米の死因第一位は、医原病で七八万人、第二位の心臓病七〇万人を引き離している」……と、衝撃告発を行っている。

さらに「銃で死ぬ人の三倍が医療ミスで死ぬ」というアメリカの実態を暴いている。

「アメリカ最大の死因は医者なのである。しかし、死因にカウントされない。死因一位七八万人ですら、かなり甘い見積もりの可能性だってあるのだ。ところが、医原病の恐ろしさを、いくら説明しても、大半の人は、『まさか？』『さすがにおおげさだろう』と、なかなか真剣には聞いてもらえない」

そして医療マフィアたちは、医原病の原因を隠して、棺桶のなかに永遠に封印する。

アメリカでは、病院で亡くなった患者の大半を「心不全」で処理してしまう。

この〝病名〟も、医原病隠蔽に使われている……。

そもそも人間が死ぬときは、心臓が止まるのだから、全員〝心不全〟といってしまえば、ブラック・ジョークになってしまう。

「……〝心不全〟とは、要するに『心臓が止まりました』。なぜ、心臓が止まったのか、には言及しないための『魔法の言葉』なのだ」（フルフォード氏）

「肺炎」が〝死因〟四位の嘘とペテン

医原病をごまかす便利な〝病名〟は、ほかにもある。

それが「肺炎」だ。

彼は日本でも「たかが『肺炎』で年間一二万人が死亡する、その訳」を追及している。厚労省発表では「肺炎」を一くくりにして死亡原因の第四位としている。

「これ自体が、かなり意図的で、医原病隠しと考えてよい」

つまり、超猛毒の抗ガン剤などで衰弱させられた患者が亡くなるときに、肺炎で死んでいるにすぎない。つまり、肺炎も重大医療ミスの結果にすぎない。

「……肺炎死因につながっているのが、いわゆる『院内肺炎』だからである」それは……「手術後の『術後肺炎』、副作用の強い薬剤投与の『薬剤性肺炎』を示す。医療行為によって体力

が落ちているとき、何らかのウイルスや菌類に感染、肺まで炎症を起こすと、窒息（呼吸不全）で死亡する」（同）

こうして〝肺炎〟も、医療殺戮を隠す便利な死因として、活用されている。

「……日本の公式の統計資料に『医原病』は、いっさい出てこない。しかし、死因をちょっと精査するだけで、相当数の死因を医原病と認定できるケースは山ほどある」「自殺にせよ、肺炎にせよ、心不全にせよ、死因自体は、結果にすぎない。結果しか出さないのは、原因を知られたくないから……」

フルフォード氏は声を大にする。

「西洋医学は放っておくと、必ず『人を殺す』医療体制となる。早急に対処すべきなのだ。あなたが、殺される前に……」

「石油王」は、怪物「医療王」に変身！

発ガン〝コールタール〟医療！

彼は、国際医療マフィアの陰謀も暴露している。

一九一〇年、アメリカである医学リポートが発表された。

タイトルは『アメリカとカナダの医学教育』。著者はA・フレクスナー。一見、普通の医学論文に見えるが……。

「この論文こそが、現代までつづく医療を蝕む『ガン』を発症させることになる」（同）

その内容を、フルフォード氏は「コールタール医療の提唱」と断罪する。

「……なぜなら、このリポートをフレクスナーに依頼したのが、かのジョン・D・ロックフェラーだからである。石油産業の独占で巨万の富を築いた初代ロックフェラーは、そのもてる財力と、政治力を使って医療分野への進出を図り、二〇世紀を迎えた一九〇一年、『ロックフェラー医学研究所』を設立する。ロックフェラーは、石油と医療をどう結び付ければいいのか？

どうすれば医療を独占支配できるか？　その調査をフレクスナーに命じた。それが、このリポートの目的であった。今日、コールタールは発ガン性があることが知られている。発ガン物質で医療をしようというのだから、医療システムそのものが『ガン』になるのも当然であろう」

（フルフォード氏）

叩き潰された日本人研究者

コールタールは、いうまでもなく石油の一種である。

その発ガン性を、世界で最初に発見したのは日本の医学者、山極勝三郎である。

ウサギの耳に長期間にわたってコールタールを塗りつづけると、確実にガンを発症することを立証した。それは「コールタール医療」を提唱したフレクスナー報告から、遅れること五年。一九一五年のことである。これは、石油を医薬にして莫大な富を得ようと企んでいたロックフェラーにとって、じつに目ざわりな〝発見〟でしかなかった。

「コールタールから医薬品を作っていたロックフェラーにすれば、『よくも、余計なことを発表しやがって』という気持ちだったのだろう。この山極の研究所は、ロックフェラーの政治力で徹底的に握り潰されることになる。じっさい、ガン発生のメカニズムでノーベル賞をとるのは、『寄生虫説』を唱えたヨハネス・フィビゲルである。（一九二六年受賞）誰でも再現できた山極のコールタール人工ガン研究は、完全に黙殺され、現在まで〝医学界最大の汚点〟といわれている」（フルフォード氏）

ここでも、医療マフィアの首領（ドン）の悪魔的な権力が発揮されている。

ノーベル賞は人類〝洗脳〟装置

ちなみに、ロックフェラー医学研究所からは、数多くの研究者がノーベル賞生理・医学賞を受賞している。これも、ノーベル賞の正体が〝ロックフェラー賞〟であることを示す。

ロックフェラーは、ノーベル賞財団に大量の〝寄付〟をすることで、背後から完全に支配しているのだ。この事実からもノーベル賞の本来の役割は、人類の〝洗脳〟装置なのである。

ちなみに当時ロックフェラーが〝医学界スーパースター〟として発掘し、ロックフェラー研究所の看板学者となった日本人がいる。それが、野口英世である。

日本の偉人伝には必ず登場する彼の偉業も、国際医療マフィアがねつ造したものだった。

「アフリカのガーナで客死するまで、医学界のスターとしてロックフェラー財団の地位向上、ロックフェラー一派の医療支配に貢献することになる。現在、野口英世の功績の大半は『ねつ造』だったとわかっている。野口を批判しているのではなく、ロックフェラーが医学界で実権を得るために、徹底的に利用したのだ」（フルフォード氏）

詐欺と殺戮《さつりく》のナチス医療

彼は、ロックフェラーに支配された現代医療を、ナチス医療と呼ぶ。

真の目的は、大衆への詐欺と殺戮だからだ。

「……東洋医学もそうだし、多くの伝承療法や民間療法は、欧米でも二〇世紀初頭まではホメオパシーが盛んだった。ナチス医療マフィアと結び付いた西洋医学が、そうした別の医療体系までも『敵』と決めつけ、排除してしまった。西洋医学は、医療ギルドという軍隊組織がもとになっている。他の組織への攻撃力も高い。その性質をナチスに悪用されてきたのだ」「今の医療体制は、軍事独裁体制となんら変わらない。戦争中のナチス・ドイツの状況とまったく同じということを私たちは理解する必要がある」（同）

それは慈善事業か？　地球支配か？

湯水のように金を注ぎ込む

このようにして、「石油王」は、怪物（モンスター）の「医療王」に変身した。

しかし、当のご本人たちは、みずからを怪物とは自覚していないようだ。

デーヴィッド・ロックフェラーは、自伝でこう述べている。

「……わたしたちは大いに恵まれた一族なのだから、社会に報いる義務がある」

つまり、ロックフェラー医学研究所なども彼らにしてみれば〝慈善事業〟の一環なのだ。

「わたしたちは、資金を気前よく提供し、地域共同体や国の問題に積極的にかかわることを求められる。これこそ、父自身が若い時分に身につけ、わたしたちに、こと細かく教え込んだ受託者責任の教義だ」（D・ロックフェラー著　楡井浩一訳『ロックフェラー回顧録（上）』新潮文庫）

こうして、D・ロックフェラーは、彼のいう一族の多くの〝慈善事業〟に積極的に取り組んでいく。それは、シカゴ大学、ロックフェラー医学研究所、近代美術館、外交問題評議会（CFR）、カーネギー国際平和基金……などなど。

全世界の医学利権の城砦

とくに力を注入したのがロックフェラー医学研究所。デーヴィッドの父は、この研究所の創立と拡大の推進役となり、一九四〇年代後半にもなお七名で構成される評議員の会長を務めていた。

「資金調達も重要な問題だった。この研究所には祖父が基金を寄付し、父が事業拡張のための資金と土地を追加した。長年にわたってうまく管理した結果、一九五〇年には、研究所の評価額は、約一億ドルにたっした。しかし、ロックフェラー研究所は、完全な独立を維持するために、政府はおろか、他の民間財団からの資金も、けっして受け入れなかった。父の考えでは、それらの資金を受け入れれば、研究者たちが自分の重視する研究を進めるさいに、独立性が損なわれる……」（同）

ここまで読むと、同研究所は、自由闊達な研究所機関のようにもみえる。

しかし、デーヴィッドは、こうも述べている。「中央集権化を強め、協力関係を育む」。つまりは、莫大な資金提供をしてきたロックフェラー一族への忠誠を求めているのだ。

同研究所の目的は、あからさまに現代医学の支配確立だった。

はやくいえば全世界の医学支配のための牙城であった。一九六五年、名称をロックフェラー大学に改名。第二のスタートを切った。デーヴィッドは、一九七五年まで同大理事長として絶対権力を掌握しつづけたのである。

対立、口論、仲たがい……一族は不幸だった

一〇一才鬼気迫る顔におどろく

さて――。

ロックフェラー一族は、ロスチャイルド一族とともに、世界の超富裕層のツートップ。さぞや、絢爛《けんらん》にして豪華。裕福にして幸福……かと、思いきや、どうもそうではない。オン歳、一〇一歳という驚異的な長寿を達成したデーヴィッド・ロックフェラー。その顔写真を見ると、思わず背筋が寒くなる。

まさに、悪魔に魅入られたとしか思えない容貌である。今までの悪事のツケが、すべてその顔貌に現れている。「男の顔は、履歴書」というが、いくら長生きしても、こんな顔にはなりたくない。

そのまなざしには、心の平安がまったく感じられない。

それを、証明するエピソードもある。世界的ベストセラー『成功哲学』の著者ナポレオン・ヒルは、知人のカーネギーから依頼され一冊の著作に取り組む。それは約五〇〇人もの成功者

にインタビューし、その成功哲学の秘密を解明するという仕事だった。ヒルは二〇年もの歳月をかけて、この歴史的著作を完成する。

彼は、デーヴィッドと対談したときの思い出を残している。デーヴィッドはヒルにこう質問している。

「世界的大富豪の私と、君は入れ替わりたいと思うかね？」

ヒルはこの問いかけに、丁重に否定した。

その理由を、こう述べている。

「目前のデーヴィッド・ロックフェラーには、心の『平安』がなかった。そして、『健康』も……」ヒルは、著書『成功哲学』にこう記している。

「人生の成功に、もっとも必要なものは心の『平安』である」

そしてロックフェラーには、それらがなかった。

「私は『健康』と『自由』を大切にしていたが、彼はその二つとも持っていなかった」（ヒル）ロックフェラーをよく知る人物に確かめたところ、こういう回答が返ってきた。

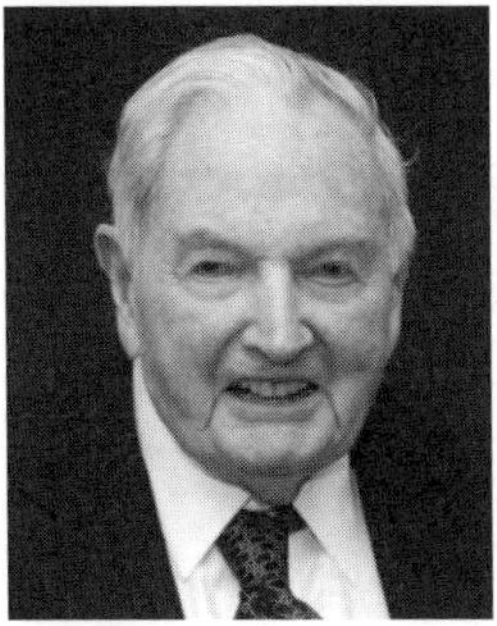
デーヴィット・ロックフェラー
101歳で死去

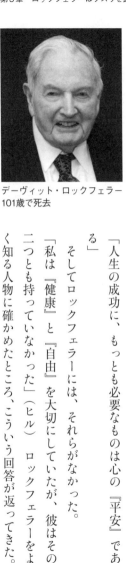

「……金儲けの過程で、逃したもの――心の平安――それを求めていたのではないかね」

つまり、世界一の超大富豪も、心の休まるいとまがなかった。

「ロックフェラーは、それ（幸福）が、必要だったのだ。ヘンリー・フォードもそうだったし、そのほかの、自分では『一〇〇％成功した』と思っている多くの人々もそうだった」（ナポレオン・ヒル著『成功哲学』田中孝顕訳　きこ書房）

子らは社会運動、革命運動に走る

世界一の金持ち一家でありながら、ロックフェラー家は、親子、兄弟、家族……仲が悪く、対立が絶えなかった。

デーヴィッドは、正直にその家族の悩みを吐露している。

一九七六年『ロックフェラー、アメリカの名家』が出版され、大ベストセラーとなった。

これが、まずデーヴィッドを憤怒させた。

「……この本は、わたしの一族を、マルクス主義理論と反体制文化政治観のレンズを通して眺め、中傷的な記述がなされている」「この本は、わたしたちを、資本家の欲の権化、アメリカと世界中の現代社会における大部分の〝悪の原因〟として描き出している」「しかし、〝親類〟

――わたしの子ども、甥、姪――の項は、実に衝撃的で、特にわたしの悩みの種となった」（同）

このベストセラー本は、一族へのインタビューで構成されていた。

そこで描かれていたのは、「葛藤を抱えた不幸な人々の集まりで、かれらの多くは過激な社会運動と革命運動に引きつけられ、保守的で思いやりのない両親と距離を置きたいと切に願っている」「著者の記述には真実も含まれていたので、ペギー（妻）とわたしは、その本を読んで非常につらい思いをした」（同）

まさに、一九六〇年代から七〇年代にかけて、ファミリーが経験した親子関係の特徴は、「礼節ではなく対立だった」と、父親デーヴィッドは正直に認めている。

マルクス主義者の娘たち

それにしても、ロックフェラーの子どもたちが、過激な社会運動や革命運動に走っていたとは意外です。

父親は、六人の子どものうち二人の娘アビーとペギーが「一九六〇年代の革命的な思想と運動に深く影響されていた」と認めている。

長男デーヴィッドも反抗的だった。

「あからさまな敵意ではなく、よそよそしい態度が、デーヴィッドの反抗の形だった。子どもたちとの絆を強めようとしても、たいていは不発に終わった」「わたしは、しばしば自分の父親としての能力が不十分なだけかもしれない、と悩んだ」

ここには、反抗的な子どもたちに戸惑う父親の心情が正直に語られている。

娘アビーは、父親や一族への反発からか、マルクス主義に傾倒していった。キューバ革命のフィデル・カストロに心酔し、熱烈な崇拝者となった。社会主義労働者党にも加わった。

「アメリカがベトナムへの軍事援助を強化すると、ランパーツ誌を含む反戦組織の財政を援助し、ボストンで徴兵反対運動のカウンセラーとして働いた」(同)。

資本家の権化である父親デーヴィッドが、この娘の行状に頭を悩ませたのも当然だ。

娘は、さらに女性解放運動にも熱中した。

夕食は激論の場と化した

「……アビーが、最も深く傾倒したのはフェミニズムだ。一九六七年には、社会における女性の副次的な地位に抗議するため『二度とドレスを着ない!』と誓った」「当時は、帰省するたびに、資本主義体制と、その罪に、わたしたち一族が連座し続けていることについて、熱い議論を吹っかけてきた」「夕食をともにすれば、しばしば、最後は口論となった」

〝過激〟な娘に、へきえきして、弱り切っている一人の父親の姿が目に浮かび、微笑ましい。ロックフェラーも人の子、人の親なのだ。

一九七〇年代初め、娘のアビーの関心は、環境と生態系の問題に移った。

「……アビーは、一族とわたしたちが象徴する、ほぼすべてのものに対して、猛烈な反抗と怒りに満ちた拒否を表明してきた。それでも、わたしは、娘の心の奥には、子ども時代の母親との親密な関係や、ポカティンコの池で、いっしょにトビゲラの幼虫やミズスマシを探した思い出が刻み込まれていると、信じている」「とはいえ、一九六〇年代の初めごろから、一九七〇年代末ごろまで、アビーとの関係は、ひかえめに言っても、嵐のようだった」（同）

目撃した貧困に打ちのめされる

アビーの妹ペギーも学生運動に立ち上がった。

「……ちょうど学生による行動が絶頂期を迎え、反体制文化が勃興していた。ペギーは、すぐにアビーの影響を受けて、多数の反戦組織を積極的に支援しだした。ペギーは、その強い社会正義感から、自分には非常に大きな富と機会を提供する一方で、他の何百万もの人間を最悪の貧困状態に陥らせる制度に疑問を抱くようになった」「ペギーは、ブラジルで働くうちに、自力で貧困の本質を見出だした」「自分の目撃した貧困状態に打ちのめされ、意義ある変化を妨げる政治的、経済的な障壁に激怒した。また、わたしに代表される資本主義制度が、問題の大半を占めていると信じ込んだ」

このように、自分に反発する娘の生き方を綴る父親デーヴィッドの心中は、さっしてあまりある。ペギーは大学卒業後も、恵まれない子どもたちや、被虐待児のために、ボランティアとして働いている。

「……世界の改革に熱心に取り組んでいたペギーは、（ロックフェラーの）家族やわたしを、彼女が〝悪〟だと感じているものと、切り離しては考えられないようだった」（同）

末の息子リチャードも、ベトナム戦争について、父親に鋭く厳しい質問を浴びせた。

「……息子の命を奪いかねない戦争に対する強力な支援を正当化したりするのは、やさしいことではなかった」（同）

「……私は、息子（リチャード）から多くを学んだ。ベトナム戦争に関する政府の行動のせいで、彼らは、政府に対して深い落胆と不信感を募らせていたのだ」「リチャードは、ハーバードを卒業すると、〝自分の生き方〟を決めるために数年を費やした。ケベック北部やラブラドルの孤立した先住民族に奉仕している宣教団のもとでも働いた」（同）

さらに父親デーヴィッドは、末娘アイリーンにも触れる。

「……アイリーンも反抗期を経験したが、それは政治やイデオロギーには関係なく、個人レベルの反抗だった。末娘は、妻と私が重要な問題について自分の意見をまじめに受け止めてくれないと感じて憤慨したのだ。キズつきやすさゆえに、彼女は緊張状態にも陥った。一九七〇年代中ごろ、アフリカ長期旅行から帰国後に、親元から離れて暮らすと決心して、しばらくは、私たちとの仲が疎遠になった」

『ロックフェラー回顧録（下）』（前出）を読み、不思議な感慨、感動を覚えた。

六人の子どもたちが、資本主義の悪に真っ向から向き合い、その象徴の父親に、真正面から議論を挑んだのは、立派というしかない。しかし、やはり血を分けた家族……最後は静かに和解した、とデーヴィッド・ロックフェラーは回顧録で結んでいる。

肉は食べず、有機野菜、水はつねに持ち歩く

ケンタッキー四本足！チキン

ロックフェラーや英国王室など、〝闇の支配者〟たちはクスリを飲まない、医者にかからない……だけではない。彼らは農薬に汚染された野菜も食べない。食品添加物まみれのジャンクフードなど、絶対に食べない。まさに、それらは、人類という〝家畜〟のエサだからだ。

むろん、肉類は食べない菜食主義者たちだ。

「メイソン、イルミナティたちは、肉や市販のものは食べない」

こう断言するのは増川いづみ博士（工学）。

「……アメリカでは『犬も食わないマクドナルド』と言っているものを毎日、常食している男性や子どもたちがいますね。また、フライドチキンは、あれは遺伝子操作した四本足チキンですよ。ケンタッキー・フライドチキンでは、すでに二〇年前から四本足のニワトリです。私の知っているユダヤ人の一族は、昔から『あれはサイボーグと同じ』と、言ってました」

つまり、世界中は二〇年も前から、奇形の四本足のニワトリを食べさせられていた……!?

外食はしない、水は水筒に入れて

「……私が留学していたとき、たまたまホームステイしていた家庭が、やはりメイソン・メンバーだったのです。あとで、知ったのですが、彼らは自分たちが食べる安全なオーガニック（有機）野菜を使用人に造らせていて、いっさい、肉を食べない完全なベジタリアンでした。彼らが、そうとは知らない知人から、ステーキ用の肉などもらうと、一応、ニコニコして受け取り、あとで『これは人間の食べるものではない』と言って犬にやってました（苦笑）」（増川氏）

地球の食も支配している〝かれら〟は、肉を食べることの危険性を、熟知しているのです。だから、これはメイソンに共通するライフスタイルでしょう。

増川先生の話は、じつに興味深い。

「……〝かれら〟が旅行に行くときには、自分の家のコックが作ったベーグル（パン）とか、サラダなど、すべて作って持って行く。また、長期滞在のときは、現地で親戚や友人関係から、新鮮なオーガニック野菜を調達する。お金は余るほど持っているけど、絶対に安易には外食しない。水も水筒にいれて、もちろん持って行きます」（増川氏）

メイソンのトップ、ロックフェラー一族も、こんなヘルシーなライフスタイルを実行しているのでしょう。なんともはや、じつに素晴らしい！

われわれも、ぜひ見習いたい「健康術」です。

〝かれら〟は完全ベジタリアン

増川　今は、遺伝子組み換えは、もうトリだけじゃないですよ。牛も豚も全部、遺伝子組み換えで、毛がないのや、薄い皮の種もある。それは処理や調理が楽にできるためです。サケも遺伝子組み換えです。今、遺伝子操作されていない植物はマメ科だけだそうです。サヤに入っている豆は、モンサントの人に聞いたら、『操作が難しい』といってました。でも、『それももうすぐ成功する』と言ってました。だから、原種、固定種、在来種を持っている農家から買うしかない。

船瀬　三重県にあのデーヴィッド・ロックフェラーが直接来たんだってね。自家採種やってる市民団体に乗り込んで来てストップと言ったそうだ。

増川　ロックフェラーも来たし、ロスチャイルドの娘も去年来ています。日本の現状をチェックしに、調査しに来ていて、日本全国をコソコソと監視に来ている。戦後A社（味の素）にグルタミン酸ナトリウム（MSG）の製造免許を渡し、作らせたのはアメリカのサール社です。サール社はアスパルテーム（人工甘味料）を作っているところです。この子会社がいくつかあ

ります が、実質上の大株主はロスチャイルドです。ちなみに、人工甘味料もMSG同様、神経〝毒〟です。

後で知ったのですが、ロックフェラーやロスチャイルドたちも、自分たちが食べる安全なオーガニック野菜を使用人たちに作らせていて、いっさい肉を食べない完全なベジタリアン（ヴィーガン）でした。（以上、『大崩壊渦巻く［今ここ日本］で慧眼をもって生きる！』ヒカルランド）

水道水に猛毒フッ素、塩素を添加

フリーメイソンは、水道水を絶対に飲まない。それは、〝かれら〟が水道水にフッ素や塩素を入れた張本人だから。アメリカでは、水道水へのフッ素混入を強力に推進したのが、ロックフェラー財閥です。飲み水に添加されたのはフッ化ナトリウム。これは、それまで殺鼠剤として使われていた。つまり、ネコいらず。鼠殺しの猛毒を飲料水に混入する発想が恐ろしい。なぜ、このような空恐ろしいことを、ロックフェラー財閥つまりフリーメイソンたちは強行したのだろう？　表向きは、虫歯防止。しかし、フッ素入りの水は、歯のエナメル質を侵し斑点だらけにするのみ（斑状歯）。

本当の目的は、アメリカ国民を愚鈍で従順にするためだ。じつは、フッ化ナトリウムには、恐るべき神経毒性があり、摂取を続けると知能低下が進行する。かつて、ナチスや旧ソ連の強制収容所でも、収容者の飲み水に、密かにフッ素を添加していた。すると、収容者たちは脳を冒され反抗的な態度をとらなくなるのだ。

日本では、水道水へのフッ素添加は、行われていない。しかし、水道法で強制されている塩素添加も恐ろしい。とくに夏場など水中の有機物と化合して、恐るべき発ガン物質トリハロメタンやMXなどを生成する。

アメリカでは天然の地下水を飲んでいる住民と比べると、塩素処理した水道水を飲んでいる住民にぼうこうガンなどの泌尿器系、消化器系のガンが、男性三・六六倍、女性二・二三倍の高率で発生している。

だから、ロックフェラーが水道水を飲まないのは、当然なのだ。

一〇一才の理想の健康術を見習おう！

〝動く物〟はいっさい食べない

「……メイソンは、ハム工場とか、いろんなものを持っている。親戚も食品会社や冷凍食品会社を持っている。でも、〝かれら〟はそんなものは一切、食べないし、肉もまったく食べない。ほとんどのメイソンでユダヤ人のトップクラスの人たちは、『動く』ものは、いっさい食べない。（笑）お米や小麦粉も「スーパーのものは危険だ』と言って、親戚からしか、買わない。スパイスもそうです。スパイスも、実は農薬、防腐剤、乾燥剤がすごいのですよ」（増川氏）

私も親しくさせていただいている増川先生は、厳格なベジタリアン。

「……そうです。ビーガン（完全ベジタリアン）です。このあいだ、サンタフェに行ったのですが、メキシコ料理にまでヴィーガン食がありました。あちらは、進んでいますね。古代に叡智を、受け継いだ先住民が多いから……」

外食をさけ手作り料理を楽しむ

「……そもそも、目を持っていて、追えば逃げる物は、感情があって、恐れを持っているのですね。私は、そうした物は、いっさい食べません。また、肉を食べている方に忠告したい。その一つは、肉にはあらゆる化学物質が生体濃縮されているので危ないのです。それらは、ホルモン剤、農薬、放射性物質……などです」

増川先生から、気になる話を聞いた。

「……いま、牛と豚の屠殺の時期が、どんどん早くなっている。その理由は、彼ら家畜の病気の末期になるのが、早まっているからです。なんと、生後、半年で病気になる。ほんとうにかわいそうですよ。人間がやっていることは、本当に残酷です。そもそも、命を殺傷することじたいが、まちがっています。ピンと来ない人が多いと思います。でも、じっさいに、屠殺シーンなど、現場を見たら、良心が痛んでショックで、食べられなくなると思う」

だから、〝かれら〟は肉食をさけ、外食をさけるのです。

理想的ヘルシーライフを実践

——以上。まとめれば、メイソン・トップに君臨するロックフェラー一族は、一般の作物や肉類、食品さらに水道水などが汚染され、危険であることを十分に理解している。

だから、使用人に専用農場で完全無農薬のオーガニック野菜を作らせている。肉類が汚染され、肉食自体が危険であることも熟知している。だから、外食も極力さけている。

そして、医療は、これまで見てきたとおりホメオパシーのみ。おそらく、ヨガ呼吸法、瞑想なども、健康法として積極的に取り入れているだろう。

なぜなら、ペンタゴン（米国防総省）ですら、三二〇万人の兵士、職員全員に、能力開発と健康管理のため古代ヨガ呼吸法を正式採用しているからです。

ヨガ、呼吸、瞑想は、いまや世界のセレブが行う共通の健康法です。

ロックフェラー一族が、とりいれているとみて、まちがいないでしょう。

一族の総帥デーヴィッド・ロックフェラーは、一〇一才まで生きた！

その驚異の長命も、これら〝ロックフェラー式〟健康術で獲得したのです。

われわれも、その健康術を見習いたいものです。

第6章

ロックフェラーがかかるホメオパシーとは？

――英王室も、世界のセレブも、若くて長生き！

生命は、つねに正常を保とうとする

ホメオスタシス（生体恒常性維持機能）

ホメオパシーを、わたしは西洋の〝漢方〟と呼んでいます。

それは、まさに西洋の地に生まれた〝東洋医学〟といってよい。

この「奇跡の医療」を理解するには、まず、生命とは何か？　を知らねばなりません。

その根本原理がホメオスタシス（生体恒常性維持機能）です。

これは、読んで字のごとく「生体」が「恒常性」を維持する機能です。わかりやすくいえば

――生物には、常に正常を保とうとする働きがある――。

わたしは、それを「命の振り子」で説明しています。

生体と物体……その、ちがいがホメオスタシスがあるか？　ないか？　です。

この維持機能を、もっとも発揮されるのが自然治癒力です。これは、振り子を下に引っ張る引力に相当します。生体（振り子）も、常に正常な状態を保っているわけではありません。

体調や怪我などで、異常な状態になることもあります。しかし、振り子は自然治癒力という

ホメオパシーとアロパシー

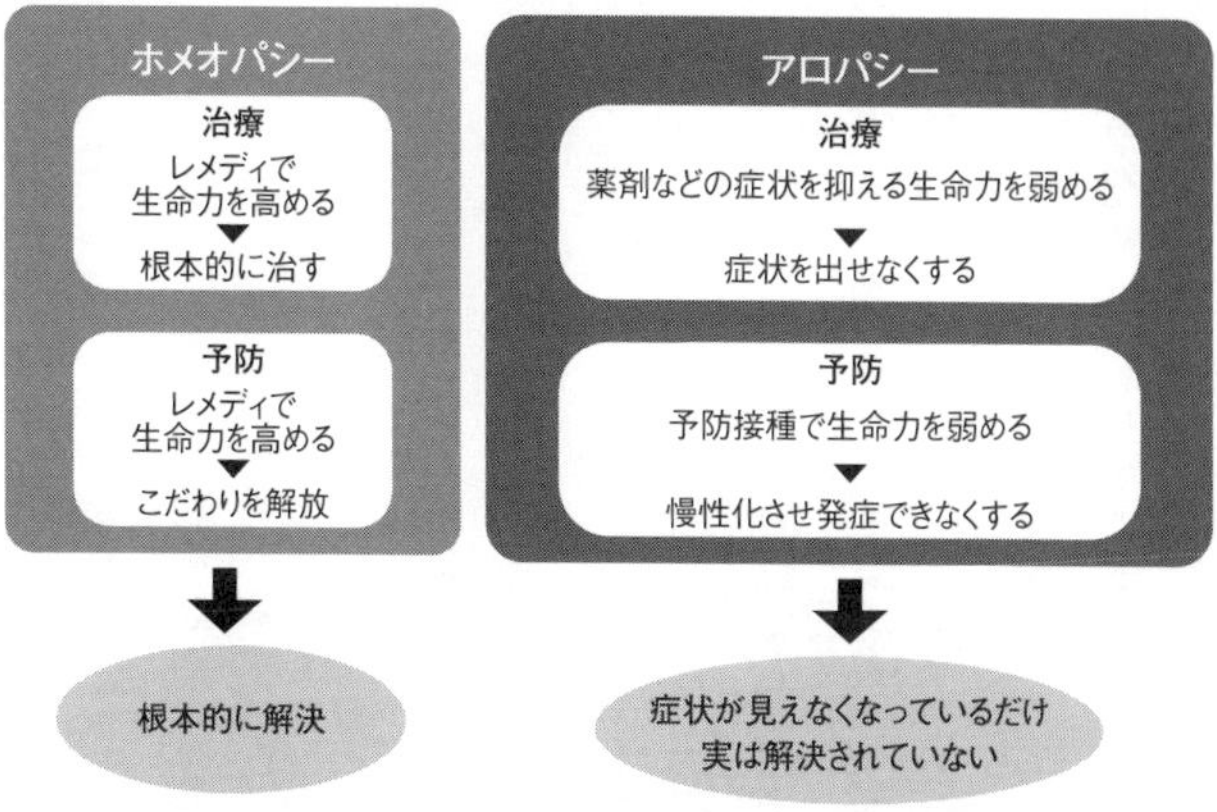

ホメオパシー的治療・予防と、アロパシー的治療・予防は根本的に違う

〝引力〟に引かれて、ゆっくりと、しだいに、正常な位置に戻っていくのです。

「症状」は「病気」の治癒反応

古代ギリシャの医聖ヒポクラテスは、この自然治癒力を「一〇〇人の名医」にたとえています。現世の医者たちの役目は、この名医たちの手助けにすぎない。それを妨げてはならない。

これが、医聖のいましめです。

「病気」で風邪を引いたときを、考えてみましょう。

すると「発熱」「咳」「下痢」などの「症状」があらわれます。

まず、「発熱」は、体温を上げてウイルス、バクテリアなど病原体を殺すためです。さらに、免疫力を上げるためです。「咳」「下痢」は、どちらも、病原体の毒素をすみやかに体外に排泄するためです。このように「病気」のときに現れる「症状」は、すべて「治癒反応」なのです。だから、東洋医学は、これら治癒反応である「症状」と本来の「病気」を分けて考えます。

薬物療法は病気を治せない

しかし、西洋医学は違います。彼らは「発熱」「咳」「下痢」を、各々「病気」と勘違いしているのです。そうして、「発熱」には解熱剤。「咳」には鎮咳剤、「下痢」には下痢止めを処方します。つまり、各々の「症状」(治癒反応)を、逆向きに押し返すわけです。だから、これを逆症療法と呼びます。治癒反応を妨げられた振り子は、傾いたまま停止してしまいます。

つまり、「病気」は固定化され、慢性化し、悪性化していきます。だから、薬物療法では、病気は治せない。これは、「病気」と「症状」を混同した西洋医学の致命的な過ちです。

しかし、こんなかんたんなことに、ほとんどの医師たちは気づいていない。

教科書秀才、暗記ロボット……と化した〝受験〟マシーンの彼らは、こんなシンプルなことも理解できない。

「症状」と「病気」を混同――現代医療の致命的な過ちに気づいてください。

ホメオパシー――自然治癒力を加速せよ！

最も人気のある代替医療

これまでに、国際医療マフィア、つまりロックフェラー財閥は、（1）自然療法（ナチュロパシー）、（2）整体療法（オステオパシー）、（3）心理療法（サイコパシー）、（4）同種療法（ホメオパシー）の四つの医学流派を弾圧し、（5）薬物療法（アロパシー）で、医療利権を独占した……と、述べてきました。

これら四流派は、すべて薬物療法とは異なり、自然治癒力を高めて、病気を治します。

これらのうち、いちばんわかりにくいのが（4）同種療法（ホメオパシー）でしょう。

これまで、述べてきたように、代替医療として世界的に再評価が高まっています。

「ホメオパシーは、何度となく治療効果が実証されてきた療法で、自然なヘルスケアとして、現在、もっとも人気が高く、効果的なもののひとつです」（ペニー・エドワーズ他著『ホメオパシー入門』産調出版）

「命の振り子」を加速する

このホメオパシー医療を開発したのが、ドイツのサミュエル・ハーネマン医師（一七五五〜一八四三）です。

彼は、二〇〇〇年以上も古代の医聖ヒポクラテスの次の言葉に、啓発されました。

「……病気を治すには二つの方法がある。『反対のもの』による処方と、『似たもの』による処方である」

つまり、「病気と『反対の症状』を起こす薬でも、『類似の症状』を起こす薬でも、治療はできる」という意味です。

わかりやすくいえば、「熱」が出ている患者なら「熱」をさらに出させる。「病気」は、より早く治る。つまり、治癒反応の「熱」を、加速させてやる。すると、自然治癒力（ホメオスタシス）も加速される。だから、はやく治る。

医聖のヒントに触発され、ハーネマンは、みずからを実験台にして試みます。

それは、高熱病マラリアの治療薬キニーネをまず服用してみた。するとマラリアによく似た発熱症状が現れた。つまり「熱を出させる」クスリが「熱病を治していた！」。

そこで、ハーネマンの頭に、ラテン語の医学原理がひらめきます。

——似たもので、似たものを治せ——

彼は、これを「同種の法則」と命名しました。

これは、たとえば熱病では、熱を抑えるのではなく、逆に熱を出す物質を投与して、熱を出させたほうがいい……！

それまでの西洋医学は、発熱、咳、下痢……どんな「症状」でも、それを止めることばかりを考えていました。そうして、「命の振り子」を固定化させていたのです。

これは、まさに西洋医学の致命的ミスでした。

微量〝毒〟をうすめて無にして強く振る

うすめて強く振れば効能が残る

ハーネマンは、逆を考えた。

「熱を出させたほうが、早く治る！」

まさに、コペルニクス的転換です。

発熱作用は、振り子が正常の位置にもどろうとする表れなのです。振り子を止めずに、逆に加速してやる。すると、より早く振り子は、正常な垂直位置にもどる。つまり、熱病は治る。

そこでハーネマンは、自分の家族、友人、生徒などを実験者に、さまざまな物質投与を試みました。そのときに用いたのが、さまざまな症状を起こす微量の〝毒物〟です。

それらをレメディと呼びます。たとえば熱病を治すには、同じ熱を出す微量〝毒〟をつかいます。だから、ホメオパシーは、日本語では同種療法と呼ばれています。

しかし、彼は患者に〝毒物〟を、そのまま投与するような無茶はしていない。

彼は、まず「水でうすめれば、毒性は弱まる」と考えた。ところが、希釈をくりかえすと毒性は弱まるが　治療効果もなくなってしまう。

そこで、ハーネマンは特殊な手法を考案します。それは、「容器を強く振る」こと。

「この方法は、ある種の毒がもつ有害な作用を、取り除くだけでなく、治療効果もあることがわかりました」（『ホメオパシー入門』前出）

とにかく、ホメオパシー医療において、レメディの希釈率は半端ではない。

うすめて、うすめて、極限までうすめると「分子も存在しない」という〝うすさ〟になります。つまり……。


――物質は、存在しないのに、効能は存在する――

振とうで薬物情報は水に転写され記憶される

レメディの希釈とポテンタイゼーション

ホメオパシーのレメディに使う物質はすべて溶液にして希釈、振とうしなければなりません。このプロセスをポテンタイゼーションと呼びます。ポテンタイゼーションを行うたびに、効力が高まります。

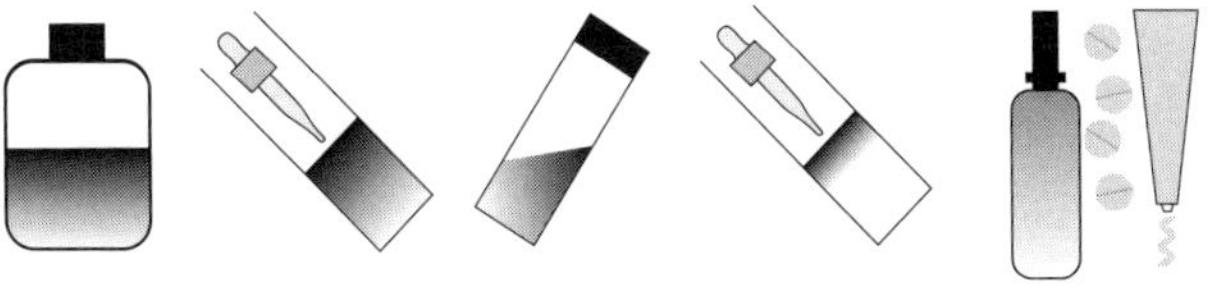

原料から原液をつくる。

原液1滴にアルコール水99滴の割合で希釈する。

ここで振とうする。このレメディのポテンシーは1℃。

1Cのレメディで同じプロセスを繰り返し、必要なポテンシーまで高める。

ポテンタイゼーションを行ったレメディを丸薬、粉薬、クリーム、軟膏などにする。

希釈・振とうダイナマイゼーション

エエ……そんなことが、あるの？

普通のひとなら、首をかしげるでしょう。いまだに、現代医療の体制に認められない理由が、ここにあります。

「存在しないもの」が、病気を治す……!?

科学の根本理論からも、絶対にありえない。批判派は、鬼の首をとったかのように、ここぞと攻め立てます。

こうして既成医学者たちは、ハーネマンの提案をあざ笑い、一笑に付したのです。

しかし、彼はこう考えました。

「希釈によって、毒性を消し、さらに、強く揺すって振とうさせる方法で『物質のエネルギー・パターン』が溶液に写る。よって、物質（毒）そのものを服用する必要はなくなる」。

そしてハーネマンは、（1）希釈、（2）振とう――の過程を「ダイナマイゼーション」（潜在力活性化）と命名。

じっさいに、彼は多種多様なレメディを用いて、数多くの患者を治癒に導くことに成功しています。彼の「自然治癒力を強める」治療法は、目を見張る臨床効果をあげたのです。

かれは数多くの臨床例とともに、その理論を論文として世に問います。

しかし、返って来たのは既成医学界の嘲笑と冷笑でした。

ロックフェラーの健康術を見習おう！

ホメオパシー驚異の治療効果

「……ハーネマンが確立した画期的ホメオパシー療法は、そのメカニズムには不明な点があっても、じっさいに病気に苦しむおびただしい数のひとびとを、めざましく救いました。医学界の反発があっても、患者の側からは、圧倒的な支援を受けたのです」「ハーネマンは、これらの支援を支えに、ホメオパシー理論の実践の集大成を『オルガノン』という著作にまとめてい

ます。それは、いまでもホメオパシー医療の原典となっています」（拙著『病院に行かずに「治す」ガン療法』花伝社）

こうしてホメオパシー医術は既成医学界の妨害にもかかわらず欧米に深く、静かに広まっていきました。

それは明らかに薬物療法などより、はるかに多くの病気を完治させたからです。

こうしてハーネマン没後も、その理論は、後継者たちに脈々と受け継がれ、世界中に広まっていき、今日にいたります。

一時、ロックフェラー医療マフィアが台頭し、代替医療を徹底弾圧したときには、自然療法、整体療法、心理療法とともに、同種療法も弾圧の憂き目をみます。

しかし、近年、薬物療法の無効、残酷が明らかになるにつれ、他の代替医療同様、ホメオパシーも、ふたたび脚光を浴びるようになってきました。

ホメオパシーを教える専門医療学校も世界各地に設立され、医療資格をもつホメオパス医師も急増しています。西洋医学の医者でも、一念発起してホメオパシーを学ぶ研究者が増えています。このような謙虚かつ真摯な医師たちは、生き残るでしょう。

本書テーマは「ロックフェラーに学ぶ健康術――薬を飲まない、医者に行かない」。

ロックフェラー一族は、現代医薬はいっさい飲まない。かかる医者はホメオパシー専門医（ホメオパス）のみ。なら、私たちもそれを見習えばいいのです！

草根木皮から薬石まで、これは〝漢方〟だ！

植物、動物、鉱物を原料に

わたしは、ホメオパシーの原理を聞いたとき、「これは西洋の漢方だ！」と直感しました。その東西の理論は、あまりに似通っています。

まず、ホメオパシーで用いる治療薬（レメディ）は、次の三つの天然物から生成します。

(1) 植物、(2) 動物、(3) 鉱物

まさに、漢方と同じ。漢方では、草根木皮から動物、昆虫から薬石まで、自然界のあらゆる物を漢方薬として用います。

東洋医学では、これらを用いることで、患者の〝氣エネルギー〟を高め、病気を治す。

この漢方でいう〝氣〟は、ホメオパシーでいう〝バイタル・フォース〟そのもの。だから、レメディは〝西洋の漢方薬〟なのです。

「植物」「動物」「鉱物」……これは西洋の漢方！

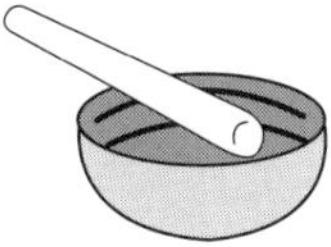

水に溶けない原料は、原液をつくるために乳糖といっしょにすりつぶします。

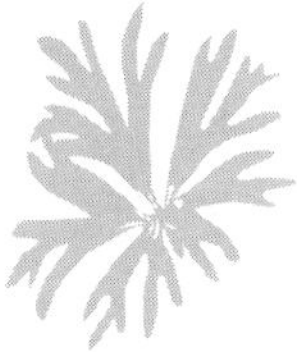

寒風にさらされたことが原因で発熱した人にはアコナイトが治療効果をはっきりするかもしれません。

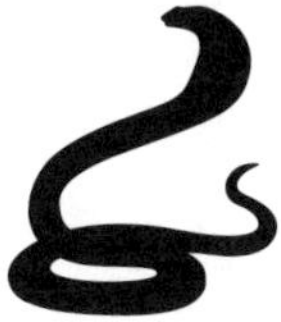

ブッシュマスターなどの毒蛇も、レメディの原料となります。

参考資料：『ホメオパシー入門』（イラーナ・ダンハイサー　ペニー・エドワーズ著、産調出版）

図のように、ホメオパシーは、毒蛇までレメディ原料にします。これも、マムシやハブなど毒蛇も薬として用いる漢方と、まったく同じです。

「振とう」で水に情報を転写

レメディの作り方は、植物原料と、それ以外で、二通りあります。

■植物原料

（1）植物は細かく刻んでアルコール水につけて「原液」をとる。

（2）「原液」一滴に「アルコール水」九九滴でうすめる。

一〇〇倍液：「ポテンシー」（1C）

（3）容器を強く「振とう」する。

（4）1Cの液一滴に九九滴（アルコール水）を加える。

（2C）

……このプロセスをくりかえし、必要なポテンシーまで高める。(ポテンタイゼーション)

(5) 完成した「レメディ」を「丸薬」「粉クスリ」「軟膏」などにする。

「ポテンシー、1C」を2Cにすると、元の濃度の一万分の一になる。3Cで一〇〇万分の一、4Cで一億分の一……、濃度がうすまるので効力も弱まる、と誰でも考えます。ところが、逆に「レメディ」の効能(ポテンシー)は、高まる。

「そりゃあ、ウソだろう!」と、初めて聞いたひとは笑うでしょう。

しかし、ホメオパシー医師は「溶液を強く振る」ことで、元来の効能は、水に〝記憶〟される、と主張する。またもや、「嘘だぁ!」の大合唱が聞こえてきそう。

しかし、ホメオパシーを迷信だ、とあざ笑う人たちは、旧来の常識に頭が支配されているのです。いわゆる、固定観念。旧来の科学が説明できないだけの話なのです。

最近、「水は情報を記憶する」という事実が、つぎつぎに証明されています。

科学的には、水に「情報」が移ることを〝転写〟と呼びます。

効能情報を〝転写〟し増幅

ホメオパシーの溶液「振とう」というダイナマイゼーションは、バイブレーションによって波動情報が、水に〝転写〟されているのです。

「……われわれは、今やCDやDVDを、何の苦労もなく〝転写〟して、複製コピーをつくることができます。音や映像の波動情報の〝記憶〟は〝転写〟で増幅できます。『レメディ』の持つ〝波動情報〟もこうして〝転写〟され、〝記憶〟されていくと考えればわかりやすい。だから、分子すら存在しない超希釈濃度でも『レメディ』は、〝効果〟を発揮する。こうなると、量子力学レベルの科学の再構築が必要となります」（前著）

さて――。

植物以外を原料にするレメディの作り方はこうです。

■動物・鉱物

（1）原料一に乳糖一〇〇の割合で混ぜてすりつぶす（トリテュレーション：1C）

（2）これを三回（3C）までくりかえす。（原料割合は一〇〇万分の一）

（3）植物と同じやり方でポテンシーを高める。

※ちなみに、原料を一対一〇の割合で希釈したものは「一〇倍法」（デシマル・ポテンシー）と呼ばれ、単位をXで表す。

それにしても、波動医学は、最先端コンピュータやセンサー開発で、ようやく解明されてきた分野です。一七〇〇年代のハーネマンにとっては、まさに手探り状態の研究であったはずです。それでもハーネマンは実験を重ね、こう断言しています。

「……自然のままでは不活性な物質……塩や石英なども、この『振とう』（ダイナマイゼーション）処理を行うと、『薬効』が生じる」

わたしは、またも漢方を想像します。やはり、漢方医は、処方する素材を特殊な臼（薬研《やげん》）で、ゴリゴリとすりつぶして、粉末にしています。これは、ホメオパシーの「振とう」効果に通じるのではないでしょうか。

微量で現れるホメオパシー効果

このダイナマイゼーション効果は、「現代化学の『アルントシュルツの法則』（ホルミシス効果）を反映している」という。それは、以下のような法則です。
「……ある物質を生物に多量に投与すると致死的なばあいがあり、中程度（現代医学の薬物療法）なら活動を抑制し、少量（ホメオパシーの方法）では、活性化します」（『ホメオパシー入門』前出）
その一例として、同書はイースト菌の反応をあげます。

この菌類にヨウ素などの毒物を与えた場合、「極めてうすい」濃度では、成長は刺激される。しかし、「中程度」溶液では、成長が抑制され、「濃い溶液」では死滅してしまう。
ホメオパシー効果は、単細胞レベルでも出現するのです。

免疫力、病気改善ガンにも効く

さて——。それではホメオパシーが治療効果を発揮するのは、どんな患者でしょう？

（1）心身の健康バランスが乱れている。
（2）急性病のあと、免疫バランスを回復する。
（3）自己処方が効かない。かるい不調がつづく。
（4）全般的にストレスがあり、感染抵抗力が低下している。
（5）さまざまな病気を抱えて、苦しんでいる。
（6）深刻な健康上の問題に悩んでいる。
（7）健康を理想的な良好状態に保ちたい。

（『ホメオパシー入門』より）

これらは、外に現れた体調、症状なので、ガンなどにも効果があることはいうまでもありません。

ホメオパスによるケース・テーキング

「問診」で患者の生活・体質を診るのも漢方式

場所	感覚	日付：97年7月6日
		Jackie Jones
		114 Spratts Lane
		London E4 100 Tel:0171 876 3842
		誕生日　60年3月12日
頭	痛み	頭蓋骨の後ろから釘を打ち込まれるような感覚
頭	緊張	頭全体を強く締め付けられるように感じる
胃	石	胃の底に石があるような感じがする。 動こうとしない。
喉	塊	飲み込むときにいつも、 喉に何かくっついているような感じがして、 それを取り除けない。
精神	悲観	兄が去年自動車事故で亡くなった。 いつも兄のことを思い出し、 泣かずにはいられない。 大好きな兄で、とても仲良くしていた。 さようならを言えなかった。

観察	ルーブリック
ため息をつく すすり泣く	

これまででわかったように、ホメオパシーの根本原理は自然治癒力の向上です。

だから、部分ではなく、全身の体質そのものから治していきます。

ただし、ホメオパシーは治療効果が高いといっても、誰にでも即効性があるわけではない。

個人によって向き、不向きがあるのです。これも、漢方に非常に似ています。

漢方では、患者の体質に合うか、合わないかを重視します。これを「証」といいます。

ホメオパシーで、それに相当するのが「ケース・テーキング」（問診）です。

まず、専門医ホメオパスは、具体的に質問していきます。

「生活」「職場でのストレス」「精神面、身体面の不調」「睡眠の変化」……などなど。

病気は「生活」「精神」の乱れから発症します。だから、これら聞き取りの問診は当然です。

これらをいっさい無視している現代医学が狂っているのです。

問診が終わると、次に「マテリア・メディカ」（レメディ目録）で、患者の症状に合ったレメディを検索します。レメディは、数千種類にものぼるそうです。

その検索は、やはり訓練・資格を受けた専門医ホメオパスでないと不可能でしょう。

これも、漢方医が「証」に合った漢方薬を選んで処方するのと似ています。

レメディで体毒を排泄する

以下は、「ホメオパシー療法の考え方」を示します。

（1）レメディで自己治癒力を触発する。

（2）「非自己」（老廃物。感情の詰まり）などを排泄する。

（3）「発熱」「発疹」「便」「尿」「汗」「分泌物」「感情の噴き出し」……など。

（4）排泄しきると、その人らしく生きられる。

（5）真実の健康状態になる。

ここで「非自己」とは、漢方でいう「体毒」のことです。これは、万病の元です。だから、自然治癒力によって、排毒しなければなりません。

それは、ヨガがすすめるファスティング（少食・断食）と、まったく同じ原理です。

まさに、ホメオパシーの原理は、東洋医学の根本とみごとに重なります。

救命率は薬物療法の二七倍

「……スペイン風邪が流行した一九一八年ごろは、アメリカはものすごくホメオパシーが盛んで、一時は、二二のホメオパシー医科大学、一〇〇以上のホメオパシー病院、一〇〇〇を超す

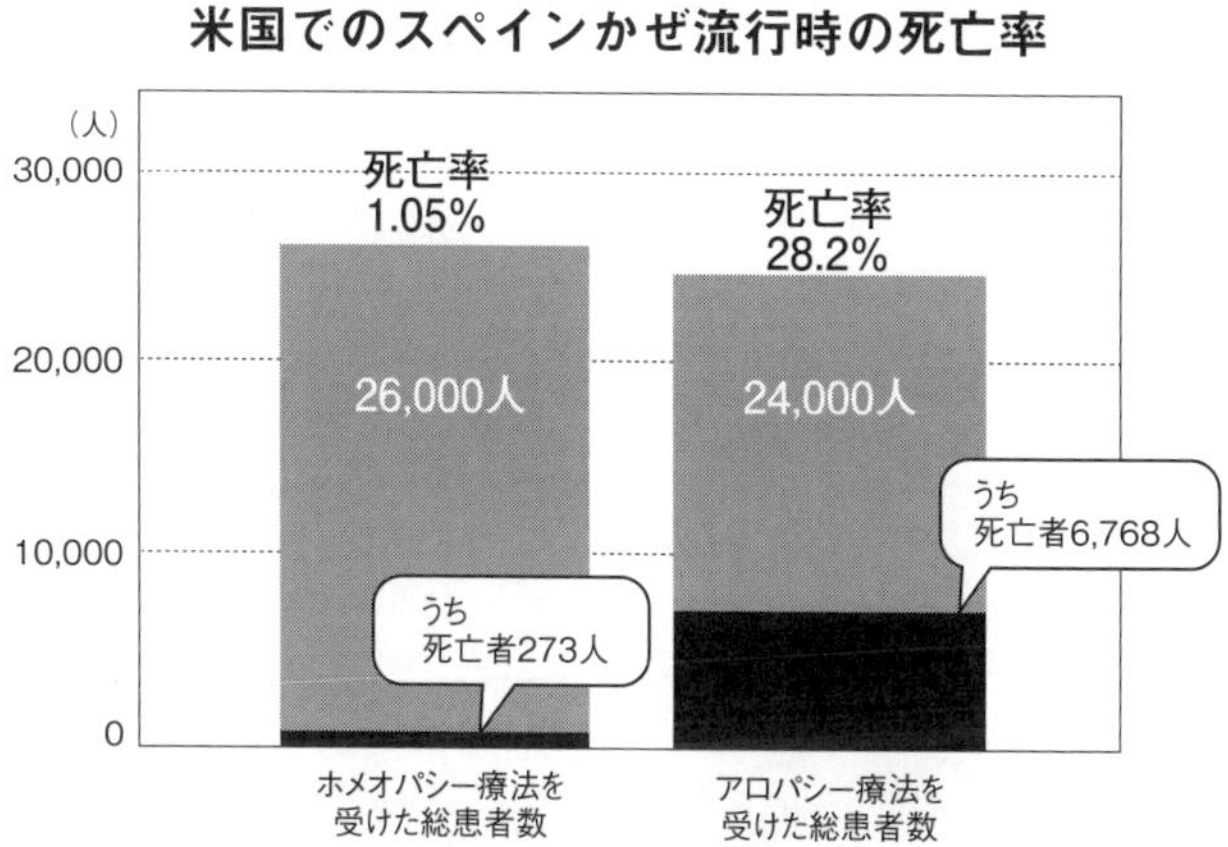

ホメオパシーの有効性

ホメオパシー薬局が存在していました。（テレビ番組）『大草原の小さな家』にも、ホメオパシーが登場しますね。しかし、ホメオパシーに脅威を感じた医師たちが、ホメオパシーを叩き潰すために団体をつくりました。それが、米国医師会です。（前出）そして、米国医師会による反ホメオパシーキャンペーンによって、ホメオパシーは叩き潰されて、すべてのホメオパシー医科大学は、廃校になったり、アロパシー医科大学にとってかわられました。そして、アメリカからホメオパスの姿が消えてしまいました。本当に悲しいことです」（由井寅子著『それでもあなたは新型インフルエンザワクチンを打ちますか？』ホメオパシー出版）

「インチキだ」「迷信医療」と、ホメオパシーを徹底攻撃したのは、アメリカ医師会です。

そして、この医師会を動かしてホメオパシーつぶしをしかけたのが医療マフィアのロックフェラー一族。こうして、ホメオパシーを叩きつぶし、アメリカから追い出しておきながら、ロックフェラー一族は、自分たちが大量販売しているクスリは、いっさい飲まない。

現代医療の医者は、身近に近づけない。〝かれら〟が、かかるのは、かつて「インチキだ！」と不当なぬれぎぬを着せて、弾圧、追放したホメオパシーなのです。

フザケルナ！と言いたい。こんな卑怯な連中は、まさにムシケラ以下です。

ロックフェラー一族や英国王室、さらに富裕層セレブが、ホメオパシーしか受けないのは、ケタ外れに病気を治すからです。その証拠が、スペイン風邪が流行した当時のホメオパシーと、アロパシー（薬物療法）との死亡率の比較です。

■アロパシー（薬物療法）：二八・二％

■ホメオパシー（同種療法）：一・〇五％

つまり、ホメオパシーは、薬物療法より二七倍も患者の命を救うのです。

どうして、このように大差がついたのでしょう？

■アロパシー：（有毒）薬剤などで症状（治癒反応）を抑え生命力を弱める↓症状を出せなくする。

■ホメオパシー：レメディで体毒を排泄させるなど生命力を高める↓根本的に身体を治す。

このように、ホメオパシーは根本的に治療し解決するのに、アロパシーは症状を見えなくしているだけ。病気は解決されていない。だからホメオパシーと、アロパシーは根本的にまったく違います。

——以上のように、地球を支配しているロックフェラー一族や英国王室、超富裕層が軒並み、現代医学を拒否し、クスリを飲まず、医者は寄せ付けず、ホメオパスのみを信頼している。あなたは、驚きで声もないはずです。

とうぜんです。日本の新聞、テレビ、教育そして、政府（厚労省）など、ホメオパスのホの字も報道しません。いや、かつて朝日新聞が「ホメオパシーは、インチキ療法だ」と悪質なキャンペーンを展開しました。だれが、やらせたか……は、もはやいうまでもないでしょう。

〝かれら〟は、いまだ〝闇の勢力〟の支配下で、おどおど、びくびくしながら、嘘を振りまいています。

日本人が知らないホメオパシーの真実

日本はバッシング、世界は正式医学

ホメオパシーは、ドイツの医師ハーネマン（一七五五～一八四三年）が生涯をかけて確立させた医療です。その起源は、古代ギリシャの医聖ヒポクラテスにまでさかのぼります。ホメオパシーという言葉は「病気と同じ」という意味のギリシャ語が語源です。

「症状を起こす物質は、症状を除く作用もする」という「同種の法則」が、根本原則となっています。

日本では、マスメディアはホメオパシーに対して不思議なほど沈黙を保っています。

かつて、いちどホメオパシーがマスコミに登場したことがあります。それは朝日新聞による異常なバッシング攻撃でした。つまりホメオパシーは「迷信」「偽科学」という執拗なキャンペーンでした。

これらに対して、日本のホメオパシー医学の第一人者、由井寅子氏は、静かに反論します。

「……ホメオパシーで使われるレメディが原物質を含まないほど希釈されている、という理由で、『ホメオパシーは科学的根拠がない。非科学的であり、似非科学であり、迷信のたぐいである』などといわれることがあります。しかし、世界的にみると、ホメオパシーは多くの国々で広く親しまれており、代替医療のトップの地位を獲得しています。欧州ではホメオパシーの専門家であるホメオパスが数多く活躍し、治療にあたっています。フランス、ベルギー、ギリシャ、イタリア、イスラエルなどでは、ホメオパシーが正式に医学として認められており、医科大学のカリキュラムにも組み込まれ、ホメオパシーを実践する多くの医師が存在しています」（由井寅子著『予防接種トンデモ論』ホメオパシー出版）

ここでも、日本は国際的に孤立しています。まさに、島国根性。世間知らず。井の中のカワズ……世界の情勢からはるかに取り残されています。

ヨーロッパ各国では、街中のドラッグストアはいうまでもなく駅や空港の売店、スーパーでもレメディが置かれており、だれでも気楽に買うことができます。

それだけ、ホメオパシー医療が市民生活に溶け込んでいるのです。

破綻した現代医学に替わる新医学

「……特に、英国には王立ホメオパシー病院が五か所あり、ロイヤル・ファミリー御用達となっています。エリザベス女王の主治医もホメオパスで、チャールズ皇太子は自分の馬や犬にもレメディを与えているそうです。英国全体では二千人のホメオパスがおり、一般の市民にも支持されています。また、インドでは、建国の父マハトマ・ガンジーがホメオパシーを国の第一医学として推奨した経緯もあり、医学といえばホメオパス医学を示すほど盛んです。二〇〇五年の時点では三〇万人の認定ホメオパス、一八〇のホメオパシー大学、七五〇〇の政府ホメオパシー・クリニック、三〇七のホメオパシー病院があります。その他、メキシコ、アルゼンチン、南アフリカ共和国、オーストラリア、ニュージーランドなどでも盛んです」（由井氏）

つまりホメオパシーは、いまや破綻崩壊した現代医療に替わる新医学の最先端に位置するのです。

「……ホメオパシーの有効性の科学的根拠として、ベンベニスト博士の論文があり、水が物質情報を記憶することは一九八八年に『ネイチャー』に掲載された彼の論文で、すでに証明されています」（『予防接種トンデモ論』前出）

解熱剤で五倍の人数の子どもが殺された

現代医学の破綻は、「はしか」治療でも、はっきりしています。（グラフ　ガーナ共和国の例）

「はしか」にかかった子どもに解熱剤を投与した場合と、投与しなかった場合の死亡率を比較したものです。なんと、発熱児に解熱剤を与えた子どもの死亡率は五倍に激増しています。つまり哀れな子どもたちは「はしか」ではなく、解熱剤の〝毒〟で殺されたのです。しかし、医者たちは知らぬ顔で「はしか」による死亡と……平然とカルテに書いてきたのです。これは、ガンなどあらゆる病気にいえます。

薬物療法（アロパシー）による薬毒で〝殺して〟いながら、その恐るべき事実は、いまだに徹底的に隠蔽されています。私がクスリは病気を治せず、殺すためにある——と断定するのは、これらの真実が根拠です。

つまり人類という〝家畜〟の屠殺用……ロックフェラー一族や英国王室は、とっくに、その恐ろしい真実に気づいていたのです。だから自分たちに投与するなど、まさに狂気の沙汰で、やるわけがない。それは、徹底的な騙しで洗脳してきた〝家畜〟用なのです。

ガーナ共和国（西アフリカ）

はしかにかかった子供に解熱剤を投与した場合としなかった場合の死亡率の比較

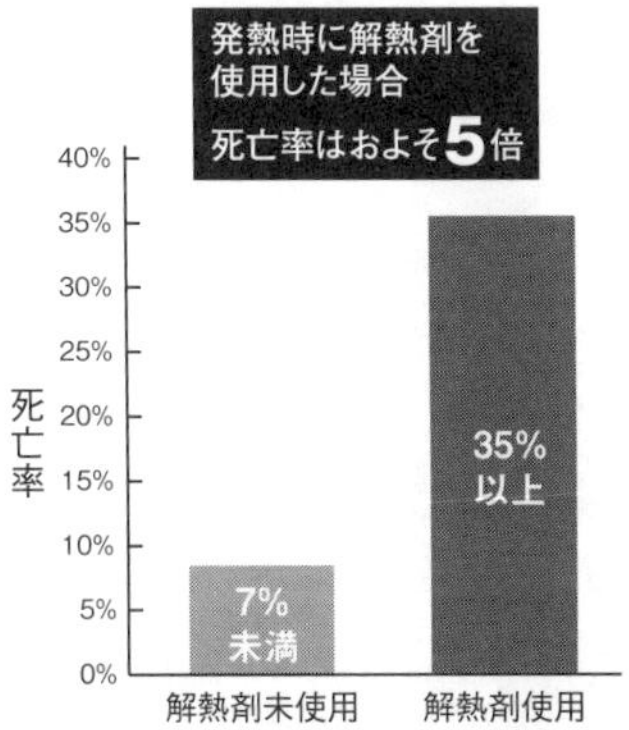

出典『それでもあなたは新型インフルエンザワクチンを打ちますか？』（由井寅子著　ホメオパシー出版）

さらにアスピリンで大量殺戮

ホメオパシーが、その素晴らしい治療効果を発揮したのは、かつてのスペイン風邪大流行のときです。ホメオパシーとアロパシーでは、治療効果に三〇倍近い大差が明らかになったのです。

このスペイン風邪大流行は、第一次大戦に従軍した連合軍の若い兵士たちに一四〜二〇数種類もの有害成分を含む予防接種を注射したことが原因とされています。そのためインフルエンザ・ウイルスが凶悪に変異して、数多くの若い命が免疫暴走（サイトカインストーム）で命を落したのです。さらに、アスピリンなど解熱剤などの乱用が死者多発に拍車をかけた。無残な悲劇と失敗は、さらに連鎖したのです。同じことは、他のインフルエンザでも繰り返されています。

以下はホメオパシー医師たちの貴重な証言です。

「……大勢の患者がインフルエンザそのものよりも、ある一つの薬の直接的、または間接的影響で死んでいった。誰もがその薬を知っています。それはサルチル酸といいます。アスピリンの歴史は印刷物で出回っています。今日においても、誰もサルチル酸の鎮痛作用の正体を知りません。それは二通りに作用します。まず患者は、倒れるまでアスピリンをとり続け、その間

接的結果として肺炎を発症するのです」（フランク・L・ニュートン医師　マサチューセッツ州）

「……三五〇件の症例を扱い、死亡者はたった一人でした。その患者は二四時間のあいだに一〇〇回量のアスピリンを投与され、肺炎の治療が全く放置された状態で、私のところに運びこまれたのです」（コラ・スミス・キング博士　ワシントンDC）

「……私が治療したインフルエンザの患者のなかで死亡した人たちは、みな、私が診察する前にアスピリンを飲んでいました」（W・P・ベスト博士　インディアナ州）

「……『かぜ』が流行している間、ほとんどすべての患者が、アスピリンを服用していた。彼らのほとんど全員が『アスピリンは痛みを取り除いてくれる』し、『体にも害がなく』、素晴らしい薬である、と信じ込んでいた。結果として、少しの間、不快な症状を我慢したならば、死ななくてもすんだ患者が何千人もいたのである。彼らは、毒血のまわりに群がるハエのように、ばたばたと死んでいった。――『科学』が彼らの命を『助けよう』と最善を尽くしたにもかかわらず……」（A・F・スティーブンス医学博士　セントルイス、ミズーリ州）

アロパシー（薬物療法）の正体が、まさに〝毒殺〟医療であることがはっきりおわかりいただけたはずです。

テレビは見ない。新聞は取らない。政府は信用しない。

そして、検査は受けない。クスリは飲まない。病院に行かない。医者と関わらない。

そんな、すがすがしい、独立独歩の生き方をおすすめします。

皮肉なことにそれを実験してるのが、ロックフェラー一族です。

〝かれら〟の健康術を、おおいに見習いましょう！

ロックフェラー一族、英国王室は、現代医療の悪魔性を知り尽くしています。彼らがホメオパス以外、身近に寄せ付けないのも、当然です。

現代医学からホメオパシーへ！　一人の医師の挑戦

〝医学島〟脱出、孤高の道を行く

現代医学に失望し、見切りをつけた医師は多い。

田中佳《よしみ》医師も、その一人。脳外科医、医学博士。愛知県出身、五六才。

彼は、利権と虚妄の〝医学島〟から脱出し孤高の道を歩き始めたのです。ブログで現代医療の問題点を摘出し、著作を重ね、全国講演行脚で、啓発活動に専念されています。

わたしが深く信頼する誠実なドクターの一人です。

田中医師は、ホメオパシー資格取得のため専門学校にも通っています。通っている学校は「ハーネマン・アカデミー・オブ・ホメオパシー」（都内、品川・高輪）国内には四つの専門スクールがあり学費はいずれも年間八〇万円ほど。コースは四年制。修了までに三二〇万円ほどかかる。田中医師は三年に在籍。医師免許を持っていて、さらに資格取得へのチャレンジ。よく決心されたな……と思う。クラス一〇人弱。生徒は全員、社会人。一学年二〇人ほどで全体でも一〇〇人に満たず、こぢんまりとした学校です。

「通学は月二日ですが、授業は二日間、朝から晩までぶっ通し。授業時間は六、七時間ですが問題はその後なんです。宿題、課題が大変多い」（田中医師）

インドでは代替医療省が発足

――普通の医学部みたいに解剖学などもあるとか……。

田中　私が、今、担当して教えている……。日本の場合は医者向けではないので、一般の人にも人間の身体のすごさを知ってもらう。ホメオパシーを求めてくる人は、病人が多いので、病気のことも、知っておいてもらわないと信頼関係をつくれませんから。つまり、私は生徒であり、講師でもあるわけです。

――インドでは、代替医療省が二〇一五年、設立され、ホメオパシーやアーユルベーダなどが、国家公認の医療行為になっているでしょう?

田中　そうです。

――先生は、講演で世界の新しい医療の流れは英国王室で見られるように、ホメオパシーにシフトが始まっていると言っておられましたね。

田中　約二〇〇年もの歴史がありますからね。昔から使われてきている、ということですよ。ただ最近は〝闇の力〟というか薬剤勢力が強くなってメディアを使い、ホメオパシーたたきも各国でされている、という話は聞きますね。

――イギリスBBCがコメディでからかっているのを見ましたよ(苦笑)。ただ、茶化しているだけ。医学的批判には、まったくなってない。

田中　ああ、……そんな感じです。

英王室は一人に専属ホメオパス

――だって、英国王室は、全員、受けるのはホメオパシーだと聞きましたよ。

田中　そうです。各王族一人に、必ず一人ホメオパスが付いています。エリザベス女王とかチャールズさんとか、ウィリアム王子とか奥さんと、一人ずつ専属ホメオパスが付いています。

――それは、スゴイじゃないですか！

田中　あと、王室御用達のホメオパシー薬局があります。

――英国王立ホメオパシー学院がある、と聞きましたが。

田中　英国王立ホメオパシー病院がありました。いつのまにか名前が変わって、王立統合医療病院になっています。鍼灸が世界的に流行っているので、いろんな統合医療を取り入れてるようですね。

――先生が、ホメオパシーに惹かれた動機は、なんですか？　現代医学に対する失望感、絶望感？

田中　ハイ、それはもう元々あった。そこを卒業した生徒さんが、私の講演を聞いて「ホメオパシー学校の校長にぜひ会わせたい！」と緊急で会談を持たされた。お話すれば、当然、意気投合するわけです（笑）。「国際セミナーがあるので招待します」と、誘われ出かけて「これが、医学じゃないのか！」と思った。講演を聴いたのはブラウン医師。イギリスのホメオパシー・ドクターです。

――ホメオパシーとの最初の出会いだ。それで、勉強してみよう、と。

田中　セミナーは、三日間ありました。三日目に「入学しますッ！」。

――それで、ウエルカム！　となった。

これが本当の医学だ！

田中　学んでみて、本当に「これが、医学なんじゃないか！」と思いました。

――それは、ホメオパシーが自然治癒力をプッシュするから？

田中　そうですね。人をまるごと診る。心の奥底まで診る。そういう感じですね。

――なるほど。それは、素晴らしい。私は、ホメオパシーを勉強して「これは、西洋の漢方だな……」という思いを抱いたんですが……。

田中　漢方というより、それにあたるのはハーブティーだと思います。

――ナルホド！　ハーブ療法か……。

田中　ただ、メディカル・ハーブは物質としてあるんですが、ホメオパシーは、物質じゃないんですよ。

――「波動」ですものね。

田中　だから、全然、ちがうんですよね。

――レメディを薄めて、振りますからね。エネルギーを水に転写する。バイブレーション（波動）ですよね。

田中　ハイ、宇宙的な特殊な分野かな……と思います。

――先生、ホメオパシー治療は、まだなさってない？

田中　今、実習で患者さんを四人もっています。治療をやってみて、やっぱり「スゲェ！」と思っています。

――治り方がすごい？

田中　ハイッ……人が変わるんですよ（笑）。

――変わるって、患者さんの？

田中　はい。具体的には、性格が暗い人が、明るくなる。

「人」は宇宙的存在である

――レメディって、何千とあるそうですが……。

田中　四〇〇〇ぐらいありますが、主に使う物は決まっているのです。

――今までの現代医学と比べて効果は違いますか？

田中　そうですねぇ、役割がありますから、骨折などは現代医学があったほうがいい。でも、ホメオパシーは、どんな状況でも、役に立つ。急性の状態のときにでも使える。急性も慢性も適合するのです。それなりに、役に立つ。

――これまで、習われた現代医学とは対極ですか？

田中　対極というより、包括という感じですね。現代医学は、ごく一部にすぎない。

――隅っこばかりいじくるよね。

田中　ハイ、考え方が、こちらホメオパスは大局ですね。すべての医学をひっくるめた感じがあります。レメディって、量子物理学や波動力学みたいなところがあります。

「人」って、宇宙的な存在なのです。

――それは、もう宗教と哲学の世界でもありますね。

田中　一番言われるのが「ジャッジ（判断）するなッ！」ということなんですよ。

――判断するな！　診断するな！　と。

田中　いかに、偏見を入れないか、ですね。今の医学とまったく逆です。現代医学は、狭く狭くして診断させる。広く広くするのがホメオパシーです。

非人間的でツマラナイ現代医学

——先生は、温かくヒューマンだけど、現代医学の医者って、つまんないのが多いよね。

田中　そうですね。（苦笑）つまんない人間になりますよ。あんなことやってたら……。

——先生は、もう、現代医学の診察も治療もバイバイしちゃった……？

田中　ほとんど、そんな状態ですね。

——これから、卒業したらホメオパスとして、新しくやっていくお考えですね。

田中　それはありますね。要望があれば、答えます。

——あと、テキストも大変な分量だと、お聞きしましたが。

田中　たしかに、これは大人の勉強、宿題になるので、学ぶことが無限なんですよ（苦笑）。はい。やった分だけ、力になるという……。本も買わざるを得ないし。

——日本語のテキストだけでなく、英文教本も多いでしょう？

田中　そうですね。英語も、やらんといかんし……。

——生理学、解剖学など、また復習みたいですね。

田中　私は、もう医師免許持っていますから、教えるだけなんですけどね。

——社会人など素人の人は、勉強が大変だねぇ……。

田中　授業は少ないんですが、課題、宿題が多くて、それで、もう授業が迫ってきた……という感じ。追われてけっこう大変です。

無資格診療で弾圧されないか？

――最後に、今の日本の状況だと、心配です。かつて、朝日新聞が「ホメオパスはペテンだ」と悪意のキャンペーンやったじゃないですか。

田中　やりましたね。

――あと、もうひとつ。メディアが、いっさいホメオパシーを黙殺している。このこと、どう思います。

田中　やっぱり、いろんな分野において、黙殺されている。敢えて否定されていることは、一杯あるけど気分が悪いですよね（苦笑）。どうして、国民に本当のことちゃんと教えないのかな。

――もうひとつ。気にかかるのは、ホメオパスが医療をやったとき、日本では公的資格じゃないじゃないですか。だから、医師法違反とか、薬事法違反などといったことが起こらないのかな。

田中　ウーン……いわゆる日本の司法の基本は、押さえながらです。ホメオパスじゃなきゃ、絶対いけない、ということではないし。医学やめて、これやりなさい、とは絶対言えない。言わない。

――だから、医師免許を持っている田中先生が、ホメオパシーをなさる場合は、補助療法として認められるかもしれない。しかし、まったく素人の方がホメオパスの資格をとって、治療するとき、無資格診療だと嫌がらせが来ないのかな？

民間療法として広まっていく

田中　別に、病院でやらなければいいんじゃないか、と思います。医療施設でなきゃ、まだいいんじゃないか、と。

――ああ、『家庭の医学』みたいな感じでね。

田中　たとえば、鍼灸って、まだ容認されているじゃないですか。一応、国家資格だし。たとえば、アロマセラピーを医者が習って病院の病室でセラピーやったら、たぶんやられますよ。

――ぎゃくに医者が、やられちゃう。

田中　はい。なにやってんだ？　と。

――ぎゃくに、ふつうの人がアロマセラピーをやってる分には……。

田中　なんてことない。でも、医者が家で、サロン開いてアロマテラピーやっても、一向にかまわない。

――なるほど、そうか。ホメオパシーも民間療法として、広まっていく……という考えですね。

田中　そういうことですね。他のセラピーと、変わらないと思います。

――なるほど、ヨガやファスティングなんかと同じですね。

田中　ハイ。

――かつてみたいな、医師法違反で逮捕とか、薬事法違反で検挙とか、そんな弾圧は、最近は少なくなっているような気もしますが……。

田中　ああ、そうですかぁ。でも、まだわかんない。怖いなぁ（苦笑）。

――先生、怖がっちゃダメ。私が守ります（笑）。

他に、医者で先生のまわりでホメオパシーの勉強始めた方っています？

田中　そうですね。高野弘之先生は、寅子先生の方で、たぶん四年間のコースじゃない。セミナーを受けられたのでしょう。著名な帯津先生も多分そうです。数日の講座でしょうね。

――トータル講座を受けてホメオパスの正式資格を得ているわけではない。

田中　そうですね。医者なら、同級生がいます。仙台の皮膚科医で、いっしょに習っています。

——同期の桜だな。心強いですね。

田中　ハイ。

世界のセレブはホメオパシー

——これから、ホメオパシーは、ものすごく来ると思うんです。先生たちは、本当のパイオニアですよ。あと、有名人とか、セレブとか、世界の王族とか、ホメオパシーしか受けない、と噂ではよく聞くのですが、それは、現実的でしょう？

田中　ああ、そうですねぇ。多分そうだと思います。色々な王室とか……。

——ハリウッドのセレブとか、あの人、この人もホメオパシーと文献やニュースでも、名前が出てくる。世界の上流階級は、ホメオパシーにかかる人が実に多い。それは、代替医療の一つとしてね。

田中　そうですね。

——日本ではどうなんですか？　高野先生に聞いたら、だれでも知っている超有名芸能人が来たそうです。名前は言えないそうですが……（苦笑）。

田中　ああそうですか（笑）。いわゆるセレブと言われる人たちは、アンテナをよく張ってますから、自動的に化学物質とか、医薬品とか、そんなところから、離れていくはずです。

――そして、ヨガとか、鍼灸とか、ナチュラル・ヒーリングとか……。

田中　そうですね。本当に、やってる人は多いです。

――あと、ロックフェラーはクスリを飲まない、医者にかからない、は有名だけど、ロックフェラー一族は、ベジタリアンでオーガニック農場を持っているそうですね。

田中　でしょうねぇ。だって、あのモンサントのオーナーで……。

――一〇〇%オーナーだから危険な農薬毒性や遺伝子組み替え作物の毒性、怖さは、とっくにご存じだ。ロックフェラー一族全員、絶対に食べない。だから、専用農場をもっている。肉も食べない。ベジタリアンだ。だって、最大に農薬汚染された食物は肉類なのだから。これは、絶対まちがいない（笑）。あと、水道水にフッ素を添加させたのも彼らだ。このフッ化ナトリウムは、もともとネズミ捕りに使われていた猛毒。神経毒でもあり、知能を低下させる。だから、ロックフェラー一族や英国王室やセレブは、水道水は絶対に飲まない。〝かれら〟の健康法を見習えば、全員、健康で長生きできるよ……（笑）。

九割の医師が失業する時代

インタビューを終えて、改めて、田中佳先生に温かな誠実さを感じることができました。今は、元気で全国を講演で飛び歩いておられ、「田中佳先生のブログ」も大好評です。でも、勤務を辞める時は、やはり、大変悩まれたそうです。狭い〝医学島〟からの脱出は、それほど勇気のいることなのです。

しかし、もはや医療大崩壊は、だれの目にも明らかです。

そこに止まるのは、傾き始めたタイタニック号に踏み止まるようなもの。海の藻屑と消えるのは時間の問題です。米国のロバート・メンデルソン博士によれば、「現代医療の九割が消えれば、人類は確実に健康になれる」という。つまり、医療の九割は消滅の危機にある。

それは、九割の医者、看護士が失業する……ことを意味します！

早く船から脱出した医師、看護士ほど生き残れる……という真理です。

未来医療を支える普通の人々

田中先生は、社会人でホメオパシーを学ぶ人が増えている、と語っています。

私の知人の紹介で知り合った主婦、清田亜沙実さん（三二才）も、その一人です。学校を出て、すぐ結婚。三人のお子さんを育てる主婦です。その彼女が、ホメオパシー専門学院に通っている、と聞いて驚きました。年間八〇万円という安くはない学費。さらに、主婦として、育児、家事の合間を縫っての専門的な個々の学習。けっして、楽な日々ではないはず。そのチャレンジ精神に感服です。動機をたずねると、やはり苦しんでいる人々をホメオパシーで救いたい、という熱い真摯な思いです。

「じつは、子どものママ友がホメオパシー専門学校を卒業していて、ホメオパスとして活躍していたんです。そこで『ホメオパシー入門』（前出）等を読んで感動し『やろう！』と決めました。今は二年生でまだまだ卵の状態ですけど、がんばります。勉強は大変だけど、大好きなので全然、苦にはなりません。卒業してホメオパスになったら、悩んでいる人の健康相談に乗ったり、ホメオパシー普及講座を開いたり、カウンセリングで人のお役に立ちたいですね（笑）」

普通の人々でも、ここまで惹きつける魅力が、この医療にはある……ということでしょう。未来の医療を担うのは、こういうひとたちなのかもしれません……。

無知は罪で、知ることは勝利である

ロスチャイルド、フリーメイソン、イルミナティ……〝かれら〟の狙いは実にシンプルです。

それは、一七二三年、フリーメイソン大憲章でも、宣言されているように、地球の支配……これにつきます。そのため、邪魔な障害物は、冷酷かつ慎重にひとつひとつ排除していく。そうして、〝かれら〟が支配する新しい地球社会を創設する。

それが、新世界秩序（NWO：ニュー・ワールド・オーダー）です。

具体的なイメージも、〝かれら〟は〝アジェンダ21〟で描いています。

それは、古代奴隷社会というより、もはや人類家畜社会です。

あなたは、子どもや孫たちを、そのような冷酷な未来社会に預けたくはないはずです。

そのような戦慄の野望を許してはならない。

日本のホメオパシー団体の連絡先

■問い合わせ：

日本ホメオパシー医学協会（JPHMA）
〒158-0096
東京都世田谷区玉川台2-2-3　矢藤第三ビル
会長　由井寅子
電話　03-5797-3073　**FAX**　03-5797-3074

「英国教育技能省・認可登録」
「ロイヤル・アカデミー・オブ・ホメオパシー」
「ホメオパシー統合医療専門学校」
※日本最大のホメオパシー教育機関です。プロフェッショナル・ホメオパス職業団体（協会）認可。

■健康相談（日本ホメオパシー医学協会）
電話　03-5797-3136　**FAX**　03-5797-3137

そのためにも、まず、地球を支配する一％が、どのような連中で、どのような計画をたくらんでいるのか？　を知らねばなりません。

〝知ろうとする〟ことは「戦い」であり、〝気づく〟ことは勝利なのです。

つまり、無知は罪であり、知ることは勝利です。

第7章

ビーガン革命！　めざめた人が増えている

――世界は、菜食、ヨガ、ファスティングに向かう

ビーガン実践、米六倍、英三・六倍……と激増中

「魔王、死す！」世界は激動へ

世界で、めざめた人たちが、急速に増えていきます。

それは、魔王の死が、ひとつのきっかけのように思えます。

デーヴィット・ロックフェラーは、二〇一七年、一〇一才の天寿をまっとうしていきます。

わたしは、その死をドキュメント『魔王、死す！』（ビジネス社）に書きました。

天空を漆黒の闇に閉ざした悪の巨星は、ついに墜ちた……。

未来世界は、その死をきっかけに、大きく激変する。

わたしの予測どおり、魔王の棺《ひつぎ》の蓋《ふた》を覆うやいなや、世界は、歴史は、急激な変化を見せ始めている。そのひとつが、ビーガン（完全菜食者）の激増です。

たとえば、アメリカでは、ここ数年でビーガン実践者が六倍に爆増していきます。

「イギリスは三・六倍増。ドイツのベルリンは約一五％がベジタリアンかビーガン。このようにヨーロッパでも急増中でトレンドとなっている」（「TokyoVegan」２０２０年12月30日）。

●人間屠殺場の投薬ロボットたち

さて――、二〇世紀の世界を支配した〝地球皇帝〟D・ロックフェラー。

彼は、人並みはずれた長寿を記録しました。それは、本書で述べたように「クスリも飲まず」「医者も近付けず」「菜食主義だった」からです。

〝皇帝〟は、人類全体を〝洗脳〟してきました。

たんなる猛毒を「病気に有効！」と偽って大量に売り上げてきた。

……彼こそ、張本人です。現代医学の〝死に神〟の権化《ごんげ》です。

〝死の教会〟の病院では、せっせと化学毒を、おびただしい患者の体内に注入し続けてきた医者と看護師たちがいます。彼らの正体は、白衣の投薬ロボットです。

それが、人間屠殺場《とさつじょう》における彼らの役割なのです。

彼らが受けた医学〝狂育〟では、患者を助けることになっていました。

しかし、現実は、真逆でした。

投薬すればするほど、病気は悪性化し、患者は弱っていきます。

そうして、最後は息をひきとる……。

つまり、彼らの真の姿は、患者をゆるやかな死に導く死刑執行人なのです。

これが、〝死の教会〟で日々、厳《おごそ》かに行われている〝儀式〟です。

ロックフェラー一族にとって、そのような死の儀式は、彼らが卑下するゴイム（獣）を処分するためのものです。家畜の間引きのため、〝死の教会〟は存在するのです。

そこで投薬する薬剤（猛毒）を、みずからに投与するなど絶対にありえない。

そこで働く屠殺職員（ロボット）をみずから側《そば》に置くなど絶対にありえない。

めざめた人々のビーガン革命

本書の主題は、「不老長寿をロックフェラーに学ぼう！」。

「クスリを飲まない」「病院に行かない」「自然療法を選ぶ」「加工食は拒否」「菜食に徹する」「有機野菜を選ぶ」……。そして――。

ロックフェラーは、一〇一才の長寿をまっとうした。その効果を〝立証〟したのです。

そのライフ・スタイルを他の富裕層や、ハリウッド・セレブさらにスポーツセレブたちが、積極的にとりいれてきました。俳優トム・クルーズや歌手マドンナが、信じられないほど若々しいのも、そのおかげです。デビッド・ベッカムやウサイン・ボルトが超人的なのも、まさに〝悪の不老長寿法〟を、実行し、わがものにしているからです。

そして――、世界中に、それに続くひとびとが、急速に増えています。

ひとびとは、めざめ始めたのです。その大きなうねりのひとつが〝ビーガン革命〟です。

ビーガンとは完全菜食者のことです。

動物食（アニマルフード）から植物食（プラントフード）へ――。

まさに、ロックフェラーなど、セレブ層が実践しているライフスタイルです。

その真の効用に、ついに世界のひとびとも、めざめてきた。

ビーガンの生き方を選択するひとびとが、信じられない勢いで増えています。

「菜食」だけで医療費は八〇％減らせる

ベジタリアンも色々あります

ここで、ベジタリアン（菜食主義）について、少し解説します。

■**セミ・ベジタリアン**：肉食しない。魚介類は食べる。（昔の日本人！）

■**オボ・ベジタリアン**：肉食しない。卵は食べる。

■**ラクト・ベジタリアン**：肉食しない。乳製品は食べる。

■**ビーガン**：肉、魚、卵、乳製品などは口にしない。

つまり、ビーガンは動物性のものは、食べない。植物食のみで生活します。

ここまで聞くと、ビーガンなどは、日本人にとって、まさに奇人変人の類いでしょう。

では――、どうして世界中でビーガンが爆発的に増えているのでしょう？

それは、それまで肉食中心の暮らしにくらべて、体調が劇的に回復するからです。

それだけではない。何年、何十年と悩んだ不調・持病が、ウソのように消えていく。

つまり、菜食は万病に効く治療法でもあったのです。

げんに、菜食者の六〇％以上が「健康のため実践」と回答しています。

世界中で『食と健康』のバイブルとして称賛されている書籍があります。

それが『チャイナ・スタディー』（邦訳、グスコー出版）。

著者はコリン・キャンベル博士（栄養学教授、米コーネル大学）。

キャンベル博士は断言します。

「菜食ほど効果のある治療法はない」「菜食療法で医療費を八〇％は減らせる」

世界中で、ビーガン革命が爆増している理由が、ここにあります。

「完全菜食で、病気が完治した！」これが、〝革命〟が世界中に蔓延《まんえん》している最大理由です。

さらに菜食は「体型が魅力的」「若々しい」「老化を防ぐ」そして「セクシーになる！」。
まさに、いいことずくめです。

肉・魚売り場を廃止したスーパーも

ベジ市場二年で二倍増の勢い

「……ここ数年で、世界のビーガンとベジタリアンの人口は急激に増加しました。過去一〇年間、世界のビーガン人口増加率は三〇〇％といわれています。アメリカ、台湾、日本、イギリスやドイツなどヨーロッパで増加しています」（「vegan-japan.com」）

世界のビーガン人口は――

（1）アメリカ：二〇〇〇万人、（2）イギリス：四七〇万人、（3）日本：三四〇万人、（4）ドイツ：一三二万人、（5）台湾：一一五万人、（6）カナダ：八三万人、（7）ポーランド：六一万人、（8）イタリア：六〇万人……。

これらは、二〇一六年と少し古いデータです。

これから、さらに数倍の勢いで増えているのです。

アメリカ、カリフォルニア州では、州法が改正され州内全てのレストランで、必ず一メニューは、ビーガン食にすることが義務化され、州内全ての刑務所で、ビーガン給食を提供することも命令されています。アメリカでビーガンがいかに拡大しているかが、わかります。

ビーガンやベジタリアンを選択するのは主に若い世代です。

アメリカでは、菜食実践者の約半数が三五才未満です。さらに、米国民三〇%が「肉消費を減らし、野菜中心の食生活がベター」と回答しています。ステーキやハンバーガーを食べまくってきたアメリカ人とは思えません。大きな意識改革が始まっているのです。

スーパー、肉・魚販売コーナー廃止

ドイツでは二〇〇八年頃からベジタリアン向けレストランが急増中。

ベルリンでは、新たに約六〇店舗ビーガン・レストランがオープン。二〇一七年、調査では、ドイツ人の四四%が「肉を意識的にひかえる」と回答。二〇一四年には二六%なので、三年で急激な意識変化です。

それは食品の急激な市場変化を招いています。オーストラリアでは、ベジタリアン市場の売上げは、二〇一四年から二〇一六年で九二％アップ。わずか二年で約倍増の勢いです。「二〇一九年は『ビーガンの年』である」（米『エコノミスト』誌）

この年は、俳優のレオナルド・ディカプリオらが出資した『ビヨンド・ミート』や『インポッシブル・フーズ』キャンペーンが大ヒット。ビーガニズムが一気に高揚しました。

イギリスは人口の七％がビーガンで、四七〇〇万人にたっする（二〇一八年）。

同国で四〇〇〇店舗をかまえる大手スーパー、「ＡＳＤＡ」は、「肉と魚の販売コーナーを全店舗で廃止を決定した」（二〇二〇年）。さらに、ロンドン大学ゴールドスミス校では「牛肉使用の食品禁止」が決定された。牛肉は地球環境破壊の主要因というのがその理由です。

日本では、考えられない動きが、世界で起こっているのです。

必見！　傑作ドキュメント映画、さらに必読本

正しい情報があなたを変える

これら、意識変化に大きな役割を果たしたドキュメント映画があります。

■『**カウスピラシー**』：畜産こそアマゾンなど熱帯雨林破壊の最大元凶であることを具体的証

拠をあげて告発している。過去二〇年で、自然破壊に抗議してきた約一一〇〇人の市民が畜産業者によって暗殺された……というくだりは、血が凍る。

■**『ゲームチェンジャー』**：肉食からビーガンに転向した一流アスリートたちを追ったドキュメント。それぞれ、超人的な記録を達成し、見る者を圧倒する。

出演者に映画監督ジェームズ・キャメロン、そして俳優でボディビルダーのアーノルド・シュワルツェネッガーが名を連ねている。

彼は、見事な体格の胸を張って「アイ・アム九九％ビーガン！」と自慢する。

■**『フォークス・オーバー・ナイブズ』**：これは「手術のメスより、食事のフォーク」という意味。つまり、「病気は病院でなく食事で治そう！」。

先述のコリン・キャンベル博士などが登場して菜食療法の素晴らしい効用を解説している。

これら三本のドキュメントは、ネットフリックスなどで、すぐに観ることができる。

家族全員で、観ることを強くおすすめする。

さらに、おすすめは、栄養と健康に関する文献だ。わたしは、現代人の「食べまちがい」を警告する三部作をまとめている。これも、家族とともに読むことを強くおすすめする。

■**『肉好きは8倍心臓マヒで死ぬ』**（共栄書房）：肉好きは、この本を投げ出したくなるだろう。

それでも、読みなさい！　家族とあなたの命を救うために……。肉好きは五倍大腸ガンで死に、四倍糖尿病で死にます。八二もの科学的エビデンス（証拠）をふまえて解説しています。WHO（世界保健機関）ですら、ハムなど加工肉の発ガン性は、五段階評価でアスベストと同じ最凶と警告しています。赤肉は上から二番目の発ガン性があります。

■**『フライドチキンの呪い』**（共栄書房）：フライドチキンや唐揚げを一日一個食べるだけで、死亡率は一三％アップ。寿命が一〇年縮むのです。

子どもに毎日、唐揚げ弁当をもたせるのは、はやく死ねといっているのと同じです。

血管に脂汚れ（アテローム）が沈着し、心筋梗塞や脳卒中で、ポックリ死します。

この「アテローム血栓症」で人類四人に一人、約二〇億人が死んでいます。

ちなみに野生動物の死亡はゼロ！　無知の死は、あまりにも空しい、悲しい。

■**『牛乳のワナ』**（ビジネス社）：乳製品をとるほど骨折、乳ガン、前立腺ガンは五、六倍に激増。牛乳を二倍飲むとガンは九倍に、死亡率は二倍です。少年犯罪は三倍。牛乳は、体も心も狂わせる〝有毒飲料〟でした。

三五もの医学的エビデンスをふまえています。反論の余地はありません。

一二〇〇万円バイパス手術か？　菜っ葉を食べるか？

菜食にすると血管ツルツル

菜食（ベジタリズム）の効用が劇的にあらわれるのが心臓病です。

アメリカ人は、年間、約五〇万人が心臓バイパス手術を受けています。

それは、肉食などでアテロームが血栓として冠状動脈に詰まったからです。だから、文字通り、道路工事と同じように〝バイパス〟を作ります。まず、足のふくらはぎを切開して、血管を取り出す。さらに、開胸手術で心臓をむき出しにして、バイパス血管を縫い付ける。まさにアクロバットのような手術です。この手術代は一一万ドル（約一二〇〇万円）と驚倒する。

それでも、患者の約八〇％は完治しない。つまり、心臓マヒで死亡する。

他方、菜食療法はかんたんです。はやくいえば、菜っ葉を食べるだけ。お金もかからない。

それでいて、効果は劇的です。心臓発作で死にかけた人の冠状動脈はアテローム血栓で内部は凸凹です。きれいなのは、菜食にきりかえた血管です。

なんと、冠状動脈は、みずから血管内をツルツルきれいにするのです。

菜食療法は、生体の自己浄化機能を促進するのです。つまりは、自然治癒力です。

他方は、体を切り刻まれ、一二〇〇万円払って、けっきょくは治らない。

こちらは、ただ菜っ葉を食べる食生活に変えただけです。

食事代も安上がり。それで、健康な心臓がよみがえる！

肉を食いまくったツケはあまりに大きい。

あなたは、命とひきかえに焼き肉やステーキや唐揚げをもりもり食べる気になりますか？

肉食の害……腐敗、酸毒、血栓

ヨーロッパの白人が、肉や乳製品を食べるようになったのは、わけがあります。

欧州は、土が痩せて、気候も厳しい。とくに北欧は麦など穀物が育たず、牧草を牛、豚、羊など家畜に食べさせて、その乳や肉で命をつなぐしかなかった。

ヒトの歯並びをみれば、臼歯：門歯：犬歯の割合は五：二：一です。

つまり、穀物五、野菜二、動物一の割合で食べるべきと考えられます。

ただし、犬歯も完全に退化して、まるで肉食には適しません。さらに、肉食獣の唾液は酸性です。それは、肉を消化するためです。これにたいしてヒトの唾液はアルカリ性。これは穀物を分解するためです。さらに、ヒトの消化管の長さは肉食獣の四倍。これも長い時間をかけて穀物を消化吸収するためです。つまり、人類は完全な菜食動物なのです。そのように、ほんらい菜食で生きるべき人類が、動物食中心の生活をしたらどうなるでしょう。

動物食の害は、三つあります。

(1)腐敗：肉や乳製品などを食べると腸内の悪玉菌が、これを栄養として大繁殖します。そして、インドール、スカトール、アミン類など、強烈な発ガン物質などを生成します。だから、肉好きは、大腸ガンで五倍死ぬのです。発ガン物質は血中から体内にめぐり、さまざまなガンをつくりだします。「加工肉は、発ガンの危険が最悪」（ＷＨＯ）なのも、そういう理由からです。

(2)酸毒：肉類や乳製品など動物食は、消化の過程で、さまざまな酸を生成します。それが酸毒となり、体液を酸性（アシドーシス）にかたむけます。これが、交感神経を緊張させ万病の引き金となるのです。さらに赤血球どうしが連なってくっつき血流障害を起こします。

(3)血栓：アテローム血栓症が典型です。心筋梗塞、狭心症、脳梗塞、脳出血など、ポックリ病で急死する人が、若い世代にも増えています。それも、肉好きな若者が次々に倒れています。いきなりステーキ、いきなりポックリ。しゃれになりません。

食べまちがいは、生きまちがいです。

その〝まちがい〟のおおもとは、〝闇の支配者〟イルミナティによる〝洗脳〟です。

「肉を食べろ！」と叫び続けた気狂い栄養学者フォイトに、〝栄養学の父〟の冠《かんむり》を授けたのは、ロックフェラー財閥です。

世界のビーガン革命に追いつけ！　日本もスタート

マッカートニーと小池知事

笑い話がある。東京オリンピック開催が決定したときの話だ。

まだ、新型コロナによる延期決定の前。ビーガンで知られる元ビートルズのポール・マッカートニーは、来るべき五輪で心配なことがあった。それは主催都市ＴＯＫＹＯに、あまりにビーガン・レストランが少ないことだ。

外国からオリンピック観戦に多くの菜食主義者が来日するだろう。

広い東京の街で、レストラン探しに苦労するのは目にみえている。

そこで、ポールは小池都知事に個人的な書簡をしたためた。

「オリンピック前に、どうぞ東京でベジタリアンが食事できるように、都内レストランでビーガン・メニューを提供するよう、都知事から指導してください」

すると、小池知事から返事が届いた。

そこには、こう書かれていた……。

「……わかりました。では都庁舎の食堂で週に一回、ビーガン・メニューを出させるようにします」

この東京都知事のセンスに、ポールは目がテンになった。

そのアホさかげんに呆れはて、そのやりとりをネットで公開したという顚末《てんまつ》である。

いかに、日本の政治家たちの国際感覚がずれているか。その情けない現実を物語るエピソードだ。

アメリカでは、刑務所ですらビーガン・メニューが義務化されている。

このビーガン革命でも、日本は、世界のトレンドから落ちこぼれている……。

ビーガン食「JAS認定」へ

世界の健康志向や、ビーガン革命から、大きく取り残されていた日本……。

その思いも寄らぬ巨大潮流（メガトレンド）に気づき、政府も慌て始めた。

まさに、おっとり刀で、動きだした。それが、ベジタリアン食の「JAS認定」だ。

「……ベジタリアンやビーガン（完全菜食主義者）向けの食品に適合する日本農林規格（JAS）の新設を目指す農林水産省や東京都、NPO法人『日本ベジタリアン協会』などでつくるプロジェクトチーム（PT）の初回会合が、二〇二一年五月一一日、国会内でひらかれた」（『THE SANKEI NEWS』二〇二一年五月一一日）

ついに、日本政府も世界の菜食への流れを無視できなくなった。

ベジタリズムは、いっぽうで巨大な食品市場をもたらす。代替肉製品の「大豆ミート」などは、将来、世界で数兆円マーケットになると予想されている。

世界トレンドに追いつけ

世界のベジタリズムの勢いを無視することは、これらビジネス・チャンスから取り残されることを意味する。まさに日本政府も食品業界も、尻に火がついてきたのだ。

「……『大豆ミート』など代替肉の市場が拡大する一方、ベジタリアンやビーガン食には、公的な認証マークがなく、ベジタリアンなどの訪日外国人客の受け入れにも対応するため、関係者はJAS規格を準備することを決めた」（同ニュース）

これは、政界も小池都知事の失態などに焦ったものとみえる。

海外では、まさに物笑いのタネでしかない。

こうして遅ればせながら、食品市場の〝菜食ムーブメント〟に対応する官民合同チームが発足した。参加しているのは、小売り大手イオンやファミリーマートなど。企業の担当者や有識者、そして当然、ベジタリアンやビーガンもメンバーだ。

合同チームは「ベジタリアンやビーガン食品や、料理を提供する飲食店に適合する『規格』を検討していく」という。会合には、超党派の有志議員連盟〝ベジ議連〟も参加した。

会長は、自民党の河村建夫元官房長官。まさに、日本の〝菜食革命〟の旗振り役で、陣頭指揮をとることになる。ただし、彼がベジタリアンかどうかは不明だ……。

ビーガン料理の資格を！

世界的ビーガン革命の潮流には、民間のほうが敏感だ。

「ビーガン料理の資格を取ろう！」

料理専門学校、日本創芸学院の呼びかけだ。キャッチフレーズは「有機野菜・無添加食材を使った料理を自宅で学べ、資格が取れる通信講座」。資格名は〝ナチュラルフード・コーディネーター〟。

「……食材選びから、玄米のおいしい炊き方、和・洋の野菜料理、天然酵母パン、ジャムや自家製味噌などの保存食・発酵食、マクロビスイーツの作り方まで身につきます」

案内記事には、ベジタリズム（菜食）のメリットや写真入り体験談も掲載。

■**中西由美子さん**：菜食ライフにしたら体が軽くなりました。おいしくって、つやが出て、いいことずくめです！　まだまだ勉強して、いろんなレシピをアレンジできたらと思っています。

■**眞野梨江さん**：じっさいに料理をつくって食べてみて、野菜ほんらいのおいしさが、すごくよくわかりました。シンプルな味つけなのに、とてもおいしい。家族も好評でした。

――さらにビーガン・カフェやレストラン、料理教室の開業ノウハウも指導するという。店舗の探し方、仕入れ方法、料理教室なら生徒の集め方、資金調達の方法など、まさにいたれりつくせり。

ようやく、日本も世界のビーガン革命の波の末端に追いつき始めている。

ビーガン暮らしで髪は黒々、筋肉隆々……！

七一才でも三〇代の体型

――ロックフェラーの遺《のこ》した〝負の遺産〟は、ぎゃくに、人類の気づきのチャンスを与えてくれたのです。それは、ビーガン革命という〝正の遺産〟としてよみがえったのです。

反面教師とは、よくいったものです。

〝かれら〟セレブがめざめていた菜食主義、有機食品、ホメオパシーなど自然療法……。これらにめざめ、実践するひとびとが、世界で劇的に増えています。

じつは、わたしも自宅では一日一食、かつビーガン完全菜食です。

朝昼は、まったく食べません。そして、加工食品や外食はしない。完全ビーガン料理を自炊しています。そのおかげか、七一才になるのに、髪は、いまも黒々つやつやで、白髪が出てきません。毎朝、タワシで全身をこすり、ベランダで日光浴も欠かしません。

今も三〇代と変わらぬ筋肉隆々の逆三角の体型を維持しています。

ただし、東京に出て、仕事の付き合いなどでは、寿司など魚介類などは少しいただきます。

だから、いわゆるホーム・ビーガンですね。

わたしは、あなたにベジタリアンやビーガンになりなさい、とすすめるわけではありません。

なにを食べるか、どう生きるかは、あなたしだいです。

ただ、肉類、乳製品、動物食は、たまのグルメの楽しみとしませんか。

わりきって週に一度ほどにすれば、あなたの体調は劇的に快調になります。

若さが保たれることは、お約束します。

……さあ、チャンスとチェンジのときです！

エピローグ

「クスリは飲むな！」「医者にかかるな！」――ロックフェラーも、英王室も、セレブも、まったく正しい

国家、教育、メディア一％が支配

「ロックフェラー一族は、クスリを飲まない。医者を近付けない」

英国王室も、世界のセレブも同じ……。

この衝撃事実に、あぜんとした人も多いでしょう。〝かれら〟は、まぎれもなく地球の富を支配する一％に属します。その所有する富は、残りの九九％全体より多いのです。

地球は、歴史上最悪の超格差社会となってしまいました。

しかし支配され、差別されている九九％は、その衝撃事実にまったく気づいていない。

なぜなら国家も、教育も、メディアも、その事実を隠蔽しているからです。

なぜなら国家も、教育も、メディアも、一％が完全支配しているからです。

かつて古代ローマ帝国では、皇帝ら支配層は、大衆に最低限の食料と最低級の娯楽を施し、〝洗脳〟したのです。その娯楽とは円形競技場（コロセウム）での剣闘士たちの殺し合いです。斬り割かれた肉、飛ぶ血飛沫《ちしぶき》に大衆は熱狂、歓喜したのです。

いわゆる〝パンとサーカス〟による愚民化です。

現代社会では、〝パン〟は添加物だらけの加工食品、〝サーカス〟はテレビの愚劣番組がとって代わっています。

しかし、現実から目をそらさせる、徹底した愚民化政策であることは同じです。

壮大なるブラック・コメディ

その一％をさらに支配する連中が本書に登場する国際秘密結社……フリーメイソン、そして、その中枢イルミナティです。さらに、その深奥を支配する一族がいる。

「世界を裏から支配してきた一三氏族がいる……」（ユースタス・マリンズ氏）

その中でも二大ファミリーが、本書で触れたロックフェラー、ロスチャイルド一族です。

とくにロックフェラー一族は一九世紀以降、世界の医療利権をほぼ完全掌握してきた。その事実も、本書で述べたとおりです。本書のポイントは、ただ三つ。

地球の現代医療利権を完全制圧してきた〝かれら〟が「クスリを飲まない」「医者を信用していない」。そして、〝かれら〟が表向きは「非科学」「ペテン」と徹底弾圧して、追放した自然療法（ホメオパシー）のみを密かに頼っている……という衝撃的真実……。これは、もはや、壮大なるブラック・コメディです。

クスリは屠殺用、病院は有料屠殺場

めざめるべきです。さもなければ巧妙な屠殺システムのベルトコンベヤーに乗せられるだけです。あなたは、困惑で頭をかきむしりたくなったかもしれない。〝洗脳〟が解けるときに起こる一時的な苦しみです。私の近著『医療大崩壊』（共栄書房）を手にとり、読んでください。

あなたのナゾと疑問は解けるはずです。

現代医療マフィアの一族が到達したのは、クスリを飲まず、医者を近付けず、水道水は飲まず、外食を控え、菜食主義で、手作り料理を楽しみ、作物はオーガニック農場で自家栽培する……というナチュラルなライフ・スタイルでした。その皮肉な結末には、ほほ笑んでしまいます。まさに歴史のパラドックス……。

〝かれら〟は結果として、正しい生き方の見本まで示してくれているのです。英国をはじめ世界の王族がそうです。そしてハリウッド、スポーツ界などのセレブたちもそうです。彼らは驚くほど、若々しく、美しく、聡明で、魅力的です。

その秘訣が――「クスリ飲まない」「医者にかからない」「自然療法を受け入れる」という生き方にあったのです。

そのセレブたちの健康法を、われわれも実践しようじゃないですか！

そうすれば、あなたも一〇〇歳超えも可能でしょう。いくつになっても魅力的、精力的で、日々の人生を謳歌できる。その未来が約束されているのです。

それは、じつにかんたん……シンプルに、ナチュラルに、生きればいいのです。

末筆になりましたが、本書を二〇一六年一二月六日、早朝、急逝された安保徹・新潟大名誉教授に捧げます。安保先生は、私にとって医学の永遠の導きの師でした。

温かい、誠実な笑顔とお声が、いまもありありと心に残ります。後輩として、先生のお志をついで参りたいと深く思っています。合掌

二〇一六年一二月一三日

船瀬俊介

- 『人間改造の生理』（サーガント著　佐藤俊男訳　みすず書房）
- 『誰がテレビを殺したのか』（「SAPIO」2015年5月号　小学館）
- 『【催眠的操作】の中のNIPPON』（ベンジャミン・フルフォード、船瀬俊介他　ヒカルランド）
- 『闇の支配者に握り潰された世界を救う技術』（ベンジャミン・フルフォード著　イースト・プレス）
- 『老人病棟』（船瀬俊介著　興陽館）
- 『病院で殺される』（船瀬俊介著　三五館）
- 『論より証拠！ガンをなおす「いずみの会式玄米菜食」』（中山武著　花伝社）
- 『菜食で平和を！』（船瀬俊介著　キラジェンヌ）
- 『いのちのガイドブック――新医学宣言』（船瀬俊介著　キラジェンヌ）
- 『新しい波動健康法』（ヴィンフリート・ジモン監修　野呂瀬民知雄著　現代書林）
- 『音響免疫療法』（西堀貞夫著　幻冬舎）
- 『年をとっても　ちぢまない　まがらない』（船瀬俊介著　興陽館）
- 『買うな！使うな！』（船瀬俊介著　共栄書房）
- 『できる男は超少食』（船瀬俊介著　主婦の友社）
- 『10年後、会社に何があっても生き残る男は細マッチョ』（船瀬俊介著　主婦の友社）
- 『できる男のメンタルコンディショニング』（船瀬俊介著　主婦の友社）
- 『抗ガン剤で殺される』（船瀬俊介著　花伝社）
- 『抗ガン剤の悪夢』（船瀬俊介著　花伝社）
- 『メタボの暴走』（船瀬俊介著　花伝社）
- 『病院に行かずに「治す」ガン療法』（船瀬俊介著　花伝社）
- 『ガンになったら読む10冊の本』（船瀬俊介著　花伝社）
- 『アメリカ食は早死にする』（船瀬俊介著　花伝社）
- 『ガン検診は受けてはいけない!?』（船瀬俊介著　徳間書店）
- 『「長生き」したければ食べてはいけない!?』（船瀬俊介著　徳間書店）
- 『クスリは飲んではいけない!?』（船瀬俊介著　徳間書店）
- 『「五大検診」は病人狩りビジネス！』（船瀬俊介著　ヒカルランド）
- 『死のマイクロチップ』（船瀬俊介著　イースト・プレス）
- 『医者が患者をだますとき』（ロバート・メンデルソン著　弓場隆訳　草思社）
- 『食民地』（船瀬俊介著　ゴマブックス）
- 『治すヨガ！』（船瀬俊介著　三五館）
- 『食べなきゃ治る！糖尿病』（船瀬俊介著　三五館）
- 『新装版　3日食べなきゃ、7割治る！』（船瀬俊介著　ビジネス社）
- 『やってみました！ 1日1食』（船瀬俊介著　三五館）
- 『血液の闇』（船瀬俊介、内海聡著　三五館）
- 『『暮しの手帖』をつくった男』（船瀬俊介著　イースト・プレス）
- 『笑いの免疫学』（船瀬俊介著　花伝社）
- 『それでもあなたは、新型インフルエンザワクチンを打ちますか？』（由井寅子著　ホメオパシー出版）
- 『予防接種トンデモ論』（由井寅子著　ホメオパシー出版）
- 『超医食革命』（ジーン・ストーン編　大島豊訳　グスコー出版）
- 『健康寿命120歳説』（船瀬俊介著　三五館）
- 『肉を食べると早死にする』（森下敬一著　ペガサス）

■主な参考文献

- 『ロックフェラー回顧録（上、下）』（デイヴィッド・ロックフェラー著　楡井浩一訳　新潮文庫）
- 『ロックフェラー家と日本』（加藤幹雄著　岩波書店）
- 『眠れないほど面白い「秘密結社」の謎』（並木伸一郎著　三笠書房）
- 『医療殺戮』（ユースタス・マリンズ著　ともはつよし社）
- 『人殺し医療』（ベンジャミン・フルフォード著　KKベストセラーズ）
- 『チャイナ・スタディー』（コリン・キャンベル他著　グスコー出版）
- 『いまの食生活では早死にする』（今村光一監訳・編　リュウブックス）
- 『モンサントの嘘』（ブレット・ウィルコックス著　船瀬俊介監訳　成甲書房）
- 『フリーメイソンのヒストリー』（マキハラダとシークレットの会編著）
- 『クライシスアクターでわかった歴史／事件を自ら作ってしまう人々』（ベンジャミン・フルフォード著　ヒカルランド）
- 『日本の真相！』（船瀬俊介著　成甲書房）
- 『5度の臨死体験でわかったあの世の秘密』（小林健著　イースト・プレス）
- 『ハイジャックされた地球を99%の人が知らない（上）』（デーヴィッド・アイク著　本多繁邦訳　内海聡解説　ヒカルランド）
- 『ハイジャックされた地球を99%の人が知らない（下）』（デーヴィッド・アイク著　本多繁邦訳　船瀬俊介解説　ヒカルランド）
- 『図解　「闇の支配者」頂上決戦』（ベンジャミン・フルフォード著　扶桑社）
- 『ムーンマトリックス――ゲームプラン篇』（デーヴィッド・アイク著　為清勝彦訳　ヒカルランド）
- 『戦争は奴らが作っている！』（ベンジャミン・フルフォード、船瀬俊介、宮城ジョージ著　ヒカルランド）
- 『真のユダヤ史』（ユースタス・マリンズ著　天童竺丸訳　成甲書房）
- 『カナンの呪い』（ユースタス・マリンズ著　天童竺丸訳　成甲書房）
- 『マインドコントロール』（池田整治著　ビジネス社）
- 『ウォーター・サウンド・イメージ』（アレクサンダー・ラウターヴァッサー著　増川いづみ監訳　ヒカルランド）
- 『日米不平等の源流』（琉球新報社・地位協定取材班著　高文研）
- 『世界を欺いた科学10大理論』（千代島　雅著　徳間書店）
- 『ショック・ドクトリン（上、下）』（ナオミ・クライン著　幾島幸子他訳　岩波書店）
- 『99%の人が知らないこの世界の秘密』（内海聡著　イースト・プレス）
- 『エコノミック・ヒットマン』（ジョン・パーキンス著　古草秀子訳　東洋経済新報社）
- 『医療大崩壊』（船瀬俊介著　共栄書房）
- 『ワクチンの罠』（船瀬俊介著　イースト・プレス）
- 『「モンスター食品」が世界を食いつくす！』（船瀬俊介著　イースト・プレス）
- 『沈みゆく大国アメリカ』（堤未果著　集英社新書）
- 『沈みゆく大国アメリカ――逃げ切れ！日本の医療』（堤未果著　集英社新書）
- 『ワンワールド支配者の仕掛け罠はこう覆せ！』（船瀬俊介、ジェイ・エピセンター著　ヒカルランド）
- 『世界の諜報機関FILE』（国際情報研究倶楽部編著　Gakken）
- 『暴露――スノーデンが私に託したファイル』（グレン・グリーンウォルド著　田口俊樹他訳　新潮社）
- 『「本当のこと」を伝えない日本の新聞』（マーティン・ファクラー著　双葉新書）
- 『図解　世界史が簡単にわかる戦争の地図帳』（造事務所　三笠書房）

著者略歴
船瀬俊介（ふなせ・しゅんすけ）
地球文明批評家。1950年、福岡県生まれ。九州大学理学部を経て、早稲田大学文学部社会学科卒業。日本消費者連盟スタッフとして活動の後、1985年独立。以来、消費・環境問題を中心に執筆、評論、講演活動を行う。主なテーマは「医・食・住」から文明批評にまで及ぶ。近代の虚妄の根源すなわち近代主義（モダニズム）の正体は、帝国主義（インペリアリズム）であったと指摘。近代における医学・栄養学・農学・物理学・化学・建築学さらには哲学・歴史学・経済学まで、あらゆる学問が“狂育”として帝国主義に奉仕し、人類支配の“道具”として使われてきたと告発。近代以降の約200年を「闇の勢力」が支配し石炭・石油・ウランなどで栄えた「火の文明」と定義し、人類の生き残りと共生のために新たな「緑の文明」の創造を訴え続けている。有為の同志を募り月一度、「船瀬塾」主宰。未来創世の端緒として、「新医学宣言」を提唱、多くの人々の参加を呼びかけている。
主な著作に『図解　3日食べなきゃ、7割治る！』『牛乳のワナ』『リニア亡国論』『新装版　3日食べなきゃ、7割治る！』（以上、ビジネス社）、『未来を救う「波動医学」』『買うな！使うな！身近に潜むアブナイものPART 1』『医療大崩壊』（以上、共栄書房）、『抗ガン剤で殺される』『病院に行かずに「治す」ガン療法』、『原発マフィア』（以上、花伝社）、『クスリは飲んではいけない!?』『ガン検診は受けてはいけない!?』（以上、徳間書店）、『「五大検診」は病人狩りビジネス』（ヒカルランド）、『できる男は超少食』（主婦の友社）などベストセラー多数。
船瀬俊介　公式HP　http://funase.net/
無料メルマガ『ホットジャーナル』発信中！ http://www.pdfworld.co.jp/5963/mm_form.html

【増補改訂版】ロックフェラーに学ぶ　悪の不老長寿

2021年7月1日　第1刷発行
2023年4月1日　第2刷発行
著　者　船瀬 俊介
発行者　唐津 隆
発行所　株式会社ビジネス社
〒162-0805　東京都新宿区矢来町114番地 神楽坂高橋ビル5階
電話　03(5227)1602　FAX　03(5227)1603
https://www.business-sha.co.jp

〈装幀〉中村聡
〈本文組版〉茂呂田剛（エムアンドケイ）
〈印刷・製本〉大日本印刷株式会社
〈営業担当〉山口健志
〈編集担当〉本田朋子

ISBN978-4-8284-2295-4